El infarto

Dr. Carola Halhuber
Dr. Max J. Halhuber

Alfaomega ⚘ Everest

Índice de contenidos

5

Cuerpo y salud

El infarto

6

Cuerpo y salud

El infarto

Prólogo

Querido lector, querida lectora: todas las cuestiones que se tratan en este libro dan respuesta a preguntas que nos han sido formuladas por pacientes. Este libro pretende dar a conocer, de una manera fácilmente comprensible por todos, los rápidos progresos en esta parte de la medicina y las nuevas tendencias de la medicina en el campo concreto de la cardiología.

Pero estamos también convencidos de que es necesaria la estrecha colaboración entre médico y paciente, para retardar el avance de la enfermedad coronaria y hasta, en el caso más favorable, conseguir anular las alteraciones coronarias y sus consecuencias (la angina de pecho, por ejemplo). Un tratamiento es tanto más efectivo cuanto mayor y mejor es la colaboración entre el paciente bien informado y el médico que le atiende. Una información adecuada es la condición indispensable para que el paciente se decida a colaborar (motivación), a seguir el tratamiento medicamentoso de larga duración y a introducir los cambios necesarios en sus hábitos de vida o, incluso, en todo el estilo de vida.

Pero no pretendemos instruir exhaustivamente al lector hasta convertirle en un «médico aficionado» que lo sepa todo acerca de las enfermedades cardíacas, sino proporcionarle los conocimientos precisos que pueden ayudarle a recuperar la salud. Nos hemos propuesto la tarea -muy satisfactoria, pero también

Cuerpo y salud

El infarto

de mucha responsabilidad- de aclarar una y otra vez los graves problemas que han de afrontar los enfermos coronarios y sus familias, con la esperanza de hacérselos más llevaderos.

Nuestra experiencia de muchas décadas en la rehabilitación integral de enfermos coronarios, antes y después del infarto o de una operación de *by-pass*, puede servir de gran ayuda.

Pero, ¿qué se entiende por «rehabilitación»? He aquí una definición que nos parece importante dar en este mismo prólogo. Para el paciente y su familia, rehabilitación significa: «aprender a vivir con su enfermedad crónica».

Todo lo que encierra ese concepto general y lo que significa para usted en concreto, como lector afectado, quedará aclarado después de la lectura de este libro.

Al final de este prólogo queremos confesar que, para nosotros, este libro es el más entrañable de todos los que hemos escrito hasta ahora.

Carola y Max J. Halhuber

¿Qué es un infarto?

El infarto consiste en una reducción repentina y local de la circulación sanguínea en el miocardio, lo que origina la falta de oxígeno en las células miocardíacas de la zona afectada, hasta el punto de que ya no pueden seguir viviendo normalmente. Ese desequilibrio agudo entre la demanda de oxígeno del miocardio y la cantidad de oxígeno que recibe a través de la sangre, está causada en el 95% de los casos por una alteración de las arterias coronarias. También suele decirse erróneamente que es una «calcificación de los vasos coronarios», aunque los sedimentos calcáreos no son casi nunca la causa y pueden ser considerados como de menor importancia.

¿Qué función tienen esos vasos coronarios que parten de la raíz de la aorta y se extienden como una red por todo el miocardio? El corazón es un músculo hueco del tamaño de un puño, que bombea sangre a los vasos del cuerpo con sus contracciones (sístoles) y al que es preciso nutrir y abastecer de sangre como a cualquier otro órgano del cuerpo.

La causa más frecuente de infarto es una oclusión repentina («infartación») de uno de esos vasos coronarios a los que les corresponde suministrar sangre a esa zona miocardíaca.

¿A qué se debe esa oclusión? Lo más probable, es que sea por un engrosamiento interno del espesor de las paredes arteriales por sedimentos de lípidos y proteínas depositados en ella, y por coágulos de sangre, si bien estos se forman casi siempre después de haberse reducido el flujo sanguíneo a través de los vasos sanguíneos, lo que puede dar lugar también a una contracción (espasmo) arterial.

Cuando una parte del miocardio deja de recibir el flujo sanguíneo suministrado a través de los vasos coronarios correspondientes, esa parte puede llegar a morir. Y si esa oclusión

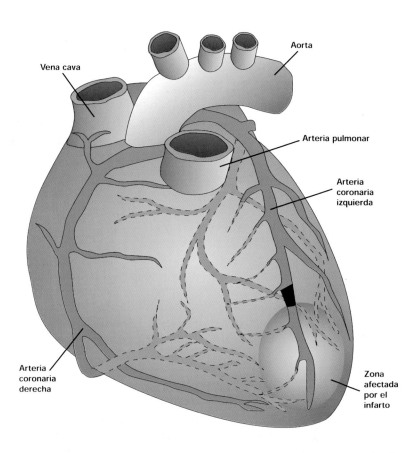

Aorta

Vena cava

Arteria pulmonar

Arteria coronaria izquierda

Arteria coronaria derecha

Zona afectada por el infarto

En el 95% de los casos, el infarto surge como consecuencia de la oclusión de un vaso coronario. La circulación sanguínea se interrumpe y la zona del corazón a la que ese vaso abastecía de sangre hasta entonces, se atrofia o se cicatriza poco a poco. Las arterias coronarias que «alimentan» al miocardio parten de la aorta. La arteria coronaria derecha abastece principalmente a la pared cardíaca posterior, mientras que la arteria coronaria izquierda lo hace a las paredes anterior y lateral del corazón.

afecta a una rama grande, también morirá una zona amplia del miocardio. Cuanto menor sea la rama ocluida, tanto menor será también el infarto. Como es lógico, los infartos pequeños pueden ser superados con más facilidad. Por tanto, no se pueden juzgar por igual todos los infartos.

Por cierto, también pueden cicatrizar perfectamente los infartos muy extendidos. Muchos pacientes suelen creer que el proceso del infarto es un «desgarramiento cardíaco». Queremos dejar bien claro aquí, que esa creencia es falsa y podemos afirmar de manera indiscutible que un infarto no es un «desgarro» del miocardio.

Angina de pecho: *Angor pectoris*

No es nada raro que el infarto aparezca «como un rayo en tiempo sereno». Pero suele ir precedido de avisos como, por ejemplo, «dolores de corazón» o, mejor dicho, síntomas de angina de pecho (*Angor pectoris*: constricción torácica o estenocardia), que van aumentando en frecuencia e intensidad unos días o semanas antes del infarto. La oclusión coronaria aguda va precedida de una fase crónica más prolongada: la enfermedad cardíaca coronaria (ECC), con alteraciones de la pared arterial que estrechan el paso del flujo sanguíneo.

Una angina de pecho se presenta de forma repentina pero siempre advierte de su presencia con unos síntomas previos.

Hay muchas y muy diversas causas que producen los mismos resultados finales en los vasos sanguíneos: la formación de una tumefacción en la pared arterial (sedimentación de colesterol, por ejemplo), que tiene como consecuencia el estrechamiento progresivo de la luz de las arterias. En esa zona se estrangula el flujo de sangre, y ese estrangulamiento conduce finalmente a la oclusión de los vasos coronarios y, en definitiva, al infarto.

Deficiencia circulatoria en el miocardio

Como en el caso de la angina de pecho en el infarto, se trata de un desequilibrio (pequeño en aquélla y grande en éste) entre la demanda de sangre y oxígeno del miocardio y la oferta de sangre y oxígeno de los vasos coronarios. Las causas pueden estar tanto en la demanda de oxígeno del miocardio como en la cantidad de oxígeno que recibe.

Una deficiencia circulatoria en el miocardio puede estar provocada no sólo porque los vasos coronarios aportan poca sangre en un momento dado, sino también porque se produzca una demanda repentina de más oxígeno por parte del miocardio (necesita, pues, más sangre «oxigenada»).

Este caso se da cuando se hace un gran esfuerzo físico de repente, pero también cuando se soporta una fuerte carga psíquica (una situación de pánico, por ejemplo). Entonces, nuestras glándulas suprarrenales segregan una hormona (adrenalina, noradrenalina) que llega a las células miocardíacas a través de la sangre y se requiere entonces un mayor consumo de oxígeno. Ésa es probablemente una de las causas de que pueda provocarse un ataque de angina de pecho, e incluso un infarto, cuando se soportan cargas psíquicas agudas.

A propósito, el hecho de fumar cigarrillos puede tener consecuencias similares.

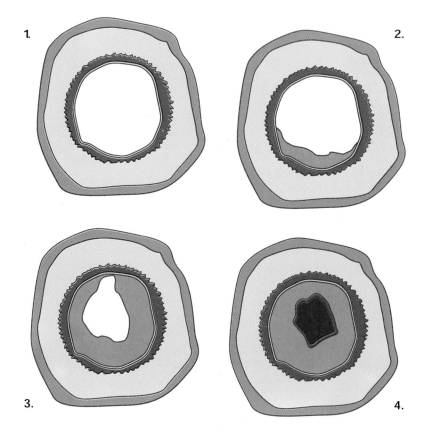

Las secciones transversales de la arteria de la ilustración coronaria muestran:
1: Luz normal, sin alteración de la pared arterial.
2: Sedimentación reducida (placas) en la pared arterial.
3: Fase avanzada de la enfermedad coronaria (estrechamiento muy pronunciado).
4: Oclusión total por coágulo de sangre.

Corazón y circulación sanguínea. El corazón consta de dos ventrículos independientes entre sí y sus respectivas aurículas. El ventrículo derecho envía la sangre hacia las arterias pulmonares (la «circulación pulmonar»), donde se enriquece con oxígeno. El ventrículo izquierdo debe bombear la sangre hasta la «circulación mayor», cuyas arterias y capilares (en representación simplificada) proveen de sangre al cuerpo.

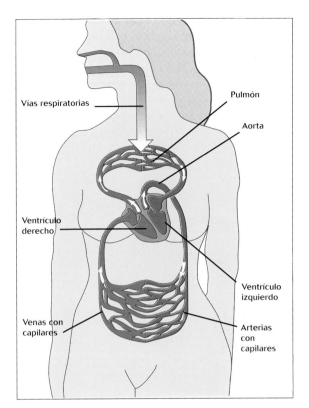

Vías respiratorias

Pulmón

Aorta

Ventrículo derecho

Ventrículo izquierdo

Venas con capilares

Arterias con capilares

Afecciones cardíacas isquémicas

Comoquiera que las causas de la menor circulación sanguínea y de la falta de oxígeno no hay que buscarlas sólo en el estrechamiento de los vasos coronarios, sino también en la acción combinada de éstos y el miocardio, es por lo que hoy se habla de «afección cardíaca isquémica» (*isquemia*: reducción de la circulación sanguínea) en lugar de «enfermedad cardíaca coronaria». Esa diferenciación es de gran importancia bajo el punto de vista práctico y psicológico. Para evitar y tratar el infarto, hemos de tener siempre presente todos los factores que inciden en él. Las medidas que conducen a una economía de todo el sistema circulatorio y a un proceso conservador del metabolismo miocárdico (entrenamiento físico y relajamiento psíquico, respectivamente), descongestionan también la circulación de los vasos coronarios y reducen la predisposición a una falta aguda de riego sanguíneo.

   La distribución de los vasos coronarios en el miocardio es comparable, en cierto modo, al ramaje de un árbol. Cuando sufre daño una rama gruesa, se cae el follaje de todas las ramas pequeñas situadas más allá del punto de deterioro de la rama. Pero esta comparación no es correcta del todo y puede inducir a error. Porque en el aprovisionamiento arterial del miocardio existen conexiones transversales entre cada ramita y las ramas principales. Cierto que no funcionan siempre, pero pueden abrirse ante una ligera falta de oxígeno y actuar como «carreteras de circunvalación» en los asuntos de infarto. A esas carreteras de circunvalación del miocardio se las denomina «colaterales» y «anastomosis».

Los factores de riesgo influyen en el posible desarrollo posterior de algunos tipos de enfermedades cardíacas.

Sería mejor, por tanto, hablar de una «red de carreteras» en lugar de hacer referencia al ramaje de un árbol. Cuando en una autopista se forma un gran atasco repentino y el tráfico se ve obstaculizado (a causa de obras, o un accidente, que pueden compararse con la cicatrización en el proceso de curación de un infarto), siempre existe la posibilidad de desviarse por carreteras de circunvalación próximas. Los experimentos realizados hasta ahora parecen indicar que no sólo es posible aprovechar las carreteras de circunvalación existentes en los vasos coronarios humanos, sino que es posible llegar a formar vasos nuevos capaces de mejorar la circulación sanguínea en las inmediaciones de la cicatriz de un infarto y, con ello, reducir su tamaño.

Por tanto, en la prevención primaria y en el impedimento del progreso de las enfermedades coronarias (prevención secundaria) se trata de dos cosas: por un lado, establecer la influencia de las alteraciones arteriales (de la arterioesclerosis en todos los órganos del cuerpo, no sólo en las coronarias) y, por otro, conseguir la relajación del miocardio y con ello la reducción de su demanda de oxígeno mediante la mejora del funcionamiento combinado de toda la circulación del cuerpo. Esta meta se puede alcanzar mediante el entrenamiento físico (los deportistas tienen una circulación sanguínea adaptada a sus necesidades), los medicamentos, una operación de *by-pass* o una dilatación por insuflación.

Las causas que conducen a la arterioesclerosis no están todavía tan claras como se quisiera. Pero es seguro que no sólo hay algunas causas, sino que son muchas las condiciones de vida perniciosas (los llamados factores de riesgo) que se influyen y potencian entre sí hasta provocar la enfermedad.

Avisos de infarto

«¿Estás seguro de que nunca has notado nada antes del infarto?» Ésa es la pregunta que suelen hacer los familiares al enfermo cuando se le ingresa en la UCI. Tras esta pregunta se esconde otra muy distinta: «¿se habría evitado ésto si, a falta de una prevención continuada, se hubiera prestado atención a eventuales trastornos recientes?»

¿CÓMO SE ANUNCIA UN INFARTO?

Mensajes que hacen presagiar una amenaza de infarto:

• La aparición de una angina de pecho nueva que el paciente desconocía hasta entonces.

• También, alteraciones observadas en el cuadro general de una angina de pecho ya conocida. Las dolencias se hacen más intensas y aparecen con más frecuencia, los ataques duran más tiempo y/o se reproducen al realizar esfuerzos mucho menores de lo habitual, incluso cuando se está en reposo.

¿Podemos afirmar realmente que el infarto llega «como un rayo en tiempo sereno»? Una investigación llevada a cabo en la Universidad de Heidelberg parece confirmar este supuesto: en una encuesta realizada entre 913 hombres, el 38% afirmaron que no habían notado ningún trastorno antes del infarto, al menos durante las cuatro semanas anteriores. ¡Pero un 30% de ellos, que sufrieron un infarto más tarde, aseguraron que habían recibido claros mensajes de advertencia!

¿Cómo se puede reconocer una angina de pecho?

La verdadera angina de pecho aparece casi siempre cuando se está haciendo algún esfuerzo físico, después de una comida opípara, al exponerse a temperaturas demasiado bajas o al nadar en agua fría. En realidad, solamente se siente mientras duran las sobrecargas mencionadas.

Una señal típica es que la presión, la constricción y el ardor que usted siente desde detrás del esternón hasta tal vez los dientes de la mandíbula inferior y que se reflejan en el brazo izquierdo o derecho, desaparecen en cuanto se deja de hacer esfuerzos, es decir, si se detiene cuando está paseando o utiliza un nitropreparado, ya sea en cápsulas o en aerosol. Es tan típico y tan importante el hecho de que las dolencias reaccionen pocos minutos después de tomar un nitropreparado, que los médicos reconocen una angina de pecho precisamente por esa «nitrotorrespuesta».

Es casi seguro que esas dolencias torácicas en las que usted puede influir con aspiraciones y espiraciones profundas, cambiando de postura o haciendo presión sobre la zona dolorida, y sobre todo esos pinchazos que usted siente en el corazón a la altura de la tetilla izquierda, no indican una angina de pecho, es decir, no son una amenaza para su corazón. Le decimos

¿AL HOSPITAL DE INMEDIATO O AL MÉDICO PRIMERO?

«¿Se puede ir al hospital directamente? o ¿rechazarán nuestra admisión y nos remitirán al médico de cabecera?» Esta pregunta nos la suelen formular los distintos grupos de pacientes, y vamos a dar una respuesta desde aquí.

Por lo general, los pacientes que pertenecen sólo a sociedades médicas privadas precisan de un volante expedido por ellas para poder ser tratados en un hospital. En dicho volante se certifica la necesidad de «atención hospitalaria» en lugar de una «asistencia médica». Y entonces, la sociedad asume los gastos especificados en la póliza del seguro de enfermedad correspondiente.

En situaciones normales, ante la sospecha de una angina de pecho, un infarto o un reinfarto, todo paciente puede ir al hospital directamente y luego pedir el volante correspondiente.

esto para su tranquilidad, para que sepa distinguir lo que es una angina de pecho auténtica y lo que son otras molestias torácicas que también se sienten después de una dilatación por insuflación o una operación de *by-pass*.

Una angina de pecho auténtica exige acudir a su médico lo más pronto posible, sobre todo cuando pasa de ser estable a inestable, lo que se caracteriza por una mayor intensidad de las dolencias, que duren más tiempo, surjan de nuevo ante el menor esfuerzo o resulten más difíciles de eliminar con un nitropreparado. Se habla también de una angina de pecho inestable o de reposo cuando las molestias aparecen incluso sin realizar esfuerzos, o, por ejemplo, al finalizar el descanso nocturno en las primeras horas de la mañana.

Tenga en cuenta que, como norma general, es sospechoso de infarto todo ataque de angina de pecho que dure más de un cuarto de hora y que, en este caso, es preciso acudir al médico de inmediato. Esta norma es válida para antes y después del infarto, pero también en el supuesto de haber sufrido una dilatación por insuflación o de una operación de *by-pass*.

En esa situación es necesario acudir al médico, y que el paciente le explique con detalle las nuevas molestias cardíacas surgidas o los cambios experimentados en el cuadro habitual. Sólo cuando el médico esté seguro de que se encuentra ante un caso de amenaza de infarto (y para eso necesita las explicaciones del paciente) podrá decidir lo que procede hacer: o bien el ingreso en el hospital, reposo, eliminación de los factores de riesgo y reducción del peligro de coagulación de la sangre, o bien ordenar que se haga al paciente una angiografía coronaria y, en caso necesario, operar o proceder a una dilatación por insuflación antes de que se forme el infarto.

SÍNTOMAS DE UN INFARTO

• Dolores intensos y permanentes en el tórax, detrás del esternón, que se extienden hasta los brazos (el izquierdo, casi siempre). Los dolores pueden quemar como si fuera fuego.

• Fuerte sensación de opresión y constricción en el tórax.

• Cara pálida y macilenta.

• Sudor frío en la frente y el labio superior.

• Náuseas repentinas con vómitos.

• Disnea, desasosiego, sensación de abatimiento.

• Colapso circulatorio repentino con una posible pérdida del conocimiento.

¿Cómo se manifiesta el proceso de infarto agudo?

El síntoma principal de un infarto es la angina de pecho grave y duradera. Puede aparecer una sensación en forma de fuerte opresión y gran constricción en el pecho con un fuerte dolor de corazón: una sensación angustiosa en el tórax, totalmente nueva para el paciente, que se extiende por ambos brazos, el vientre o entre los omóplatos.

Sin embargo, otros enfermos sienten como si les estuvieran quemando por detrás del esternón y, según dicen, esa sensación les sube hasta el cuello e incluso llega hasta los dientes de la mandíbula inferior.

Los pacientes con angina de pecho crónica o que ya han superado un infarto, conocen ese tipo de dolor: es un dolor intenso, más frecuente y duradero cada vez, como una especie de «dolor en aumento» que puede llegar a ser un «dolor atroz» que suele desembocar en el infarto.

Todo eso va acompañado de síntomas patológicos generales de difícil explicación a simple vista, que pueden transformar una cara familiar en otra casi desconocida por completo: el color pálido y macilento del rostro, la mirada angustiosa del que está sufriendo, las gotas de sudor en la frente y el labio superior, y tal vez una cara bañada en sudor, indican claramente una amenaza grave y aguda. Manos y cuerpo están sudorosos, el enfermo está intranquilo, con disnea o respiración demasiado reposada y superficial, evitando hacer el

Cuerpo y salud

El infarto

menor esfuerzo. Vómitos, angustia y sensación de abatimiento son síntomas también de un infarto agudo.

Asimismo hay infartos que transcurren «mudos» y pasan casi desapercibidos por su falta de síntomas (suelen ser frecuentes en pacientes de mucha edad y en los diabéticos). En la mayoría de los casos se descubren por casualidad, cuando uno se percata de la disnea y de la postración de la persona afectada.

¿Qué hacer cuando hay sospecha de infarto?

Los peligros de las primeras horas

Según investigaciones estadísticas, la fase más importante del infarto abarca desde la aparición de los primeros síntomas típicos hasta la entrevista con el médico, y dura entre tres y siete horas por término medio. En los últimos años ha bajado drásticamente el índice de mortalidad por infarto agudo, gracias a las ayudas técnicas y al avanzado desarrollo de la terapia medicamentosa. Pero sigue muriendo de infarto un 33% de los pacientes infartados, y un 7% de éstos mueren después de haber sido ingresados en el hospital. Eso significa que la gran mayoría de los pacientes fallecen antes de ser sometidos a tratamiento hospitalario.

Es, pues, muy importante que la asistencia médica llegue a los enfermos infartados tan pronto como sea posible, es decir, en la fase inicial de su infarto agudo. Más que nada porque en esa fase pueden aparecer serias complicaciones en cualquier momento, que requieren la puesta en acción de todos los aparatos, medios técnicos y recursos humanos de una clínica. Asuntos tan graves como los trastornos del ritmo cardíaco, las situaciones de *shock* y los fallos cardíacos, no pueden ser tratados de manera óptima sólo con medios extrahospitalarios.

Otra razón para el ingreso inmediato en una clínica es el adecuado tratamiento terapéutico del infarto que pueden hacer en dicha clínica. El infarto suele producirse por un coágulo en los vasos coronarios, que conduce a una interrupción total de la circulación sanguínea. En una clínica se puede eliminar ese coágulo enseguida, entre las cuatro y seis primeras horas del comienzo del infarto, bien sea mediante medicamentos (la trombolisis consigue éxitos en el 70-80% de los casos) o con una dilatación por insuflación (con la PTCA aguda se consigue el éxito en un 95% de los casos).

Estos dos procedimientos terapéuticos tan eficaces, que garantizan la reducción drástica del índice de mortalidad, sólo pueden ser aplicados correctamente si el paciente es sometido a tratamiento a tiempo, durante las cuatro horas inmediatamente después de la aparición de los primeros síntomas.

MUY IMPORTANTE A LA HORA DE LLAMAR A URGENCIAS

Hay que aportar los siguientes datos de forma clara:

- ¿Quién es el paciente y quién la persona que llama?
- ¿Qué ha pasado?
- ¿Dónde ha pasado?: barrio, calle, cruce, piso, puerta, número de teléfono.

Además debe:

- ¡Dejar abierta la puerta de la casa y de la vivienda!
- ¡Bloquear el ascensor en la planta baja y dejar abierta la puerta!
- Si la casa es de campo o está aislada: ¡conectar el alumbrado de la casa si es posible, o iluminar la casa y la vivienda si ya ha anochecido, para facilitar su localización!

¿Qué pueden hacer los familiares cuando hay sospecha de infarto?

«¿Qué puedo hacer si mi pareja tiene un infarto?». Esta pregunta la hacen al médico, no sin cierto temor, quienes tienen un familiar amenazado de infarto o después del primer infarto.

Tras ella se oculta el miedo a dejar de hacer algo que podría salvarle o a hacerlo equivocadamente, que es igual de malo.

En esos casos el propio enfermo suele echar mano del nitropreparado que le es familiar, con la esperanza de aliviar las dolencias. No hay nada que objetar al respecto, aunque las dolencias cardíacas -en los casos de infarto agudo- responden muy poco al estímulo de los nitropreparados. Otros preparados cardíacos (los derivados de la planta digital) no deben tomarse por iniciativa propia.

El médico procurará tranquilizar al paciente y aliviar sus dolores con medicamentos. Hoy es práctica habitual que el médico que asiste al enfermo le acompañe hasta al hospital, con el fin de poder hacer frente a eventuales complicaciones.

Entregue al paciente una lista con los nombres de todos los medicamentos que ha estado tomando, así como lo necesario para su estancia en el hospital.

¿Qué debe evitar el paciente y sus familiares?

¡En ningún caso, debe esperar!

Recuerde que la mayor parte de los casos de muerte por infarto tienen lugar en las primeras horas después de la aparición de la enfermedad. Por eso, en cuanto exista la más mínima sospecha de infarto, no deje pasar ese tiempo sin que el enfermo reciba asistencia. Su «plazo de decisión» tiene que ser lo más corto posible.

Es posible que aparezcan trastornos del ritmo cardíaco que sólo pueden tratarse en el hospital con rapidez y eficacia, antes de que haya consecuencias catastróficas. En ese momento hay que mantener la cabeza fría y no dejarse llevar por esa vana pero comprensible esperanza de que las dolencias se vayan igual que vinieron, y por el deseo de permanecer en casa y así evitar al paciente la estancia en el hospital, con todas las incomodidades y cargas psíquicas que ello conlleva.

No corra ningún riesgo, máxime si usted ya tiene alguna experiencia en infartos; es decir, si está viviendo un reinfarto. Creemos haberlo repetido bastantes veces y con suficiente claridad: «¡hay que ir al hospital inmediatamente!».

PRIMEROS AUXILIOS QUE PUEDEN PRESTAR LOS MIEMBROS DE LA FAMILIA

• Llame enseguida al hospital y manifiéstele por teléfono su sospecha de un infarto. Puede llamar a los servicios de urgencia: SAMUR, 061, números de emergencia 112 (si está disponible en su comunidad), etc.; pero no hable demasiado alto, para que el enfermo no pueda oír ese supuesto diagnóstico.

• Sucede con frecuencia que el propio paciente inste a su familia a no llamar al médico. En ese caso debe hablarle sosegadamente para intentar convercerle de la conveniencia de realizar esa llamada. En la mayoría de los casos, eso bastará para que el paciente acceda a que se llame al médico. Pero si no fuera así, piense que se ha salvado la vida de muchos pacientes gracias a llamar «en secreto» al médico.

• Deje que el propio paciente decida si quiere estar sentado o acostado. Procure que la habitación esté bien ventilada y ayude al enfermo a desabrocharse la ropa muy ajustada (corbatas, cuellos, chaquetas, corsés, sujetadores, cinturones).

• Controle el pulso del enfermo de vez en cuando y anote los resultados (pulsaciones por minuto, si son regulares o irregulares, etc.). Esa información es muy importante para el médico.

• Su tarea más importante consiste en permanecer al lado del paciente. Le quitará gran parte de su miedo si no le deja solo, si siente que usted está a su lado, le atiende y comparte sus sentimientos. Tome su mano, tranquilícele, consuélele y haga todo lo posible por mostrar tranquilidad, aunque ésta sólo sea exterior.

SÍNTOMAS DE UN PARO CARDÍACO

- La persona afectada pierde el conocimiento.

- Se observa una coloración azulada, sobre todo en las manos y en la cara.

- Pupilas dilatadas.

- Respiración jadeante apenas perceptible.

- El pulso y la respiración no se aprecian en absoluto.

Medidas urgentes para la reanimación

En casa o, en el peor de los casos, en la calle, puede sobrevenir una parada cardíaca, causada por los trastornos del ritmo cardíaco propios de la fase inicial del infarto. Eso significa que el corazón ya no bombea más sangre, lo que origina una falta de oxígeno en los órganos del cuerpo. La reacción más sensible se produce en el cerebro: en unos tres minutos, los daños sufridos por las células cerebrales son ya irreversibles. En estos casos la respiración artificial y el masaje cardíaco pueden salvar vidas. Usted, como persona que está al cuidado del enfermo, se percatará enseguida del paro cardíaco, pues el aspecto del paciente cambia de forma terrible.

Importante: ¡la situación puede tener consecuencias mortales! En un suceso de tanta gravedad como éste, la respiración artificial y los masajes cardíacos pueden mantener la actividad respiratoria y circulatoria necesaria para llevar el suficiente abastecimiento de sangre al corazón, al cerebro y a los riñones, hasta que el paciente reciba asistencia médica o sea ingresado en el hospital.

Técnica de la respiración artificial y el masaje cardíaco

Ponga al paciente de espaldas sobre una superficie dura.

1. Si se advierte que no existe ninguna reacción respiratoria (el tórax no se eleva) y el paciente está lívido o azulado, empiece a insuflarle aire: ponga una mano sobre la frente y la otra por debajo del mentón. Presione la mandíbula inferior hacia arriba y contra la mandíbula superior. Utilice su dedo pulgar como «válvula de cierre» de la boca.

2. En esa posición, eche la cabeza del paciente hacia atrás con ambas manos, luego aspire profundamente, coloque su

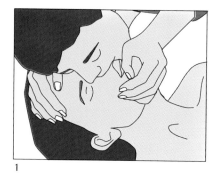

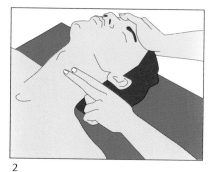

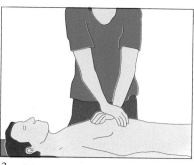

1: **Respiración boca a nariz.**
2: **Poner los dedos sobre la carótida y
   comprobar que el corazón comienza
   a latir de nuevo.**
3: **Dar masajes cardíacos.**

boca sobre la nariz del enfermo (respiración boca a nariz), insufle aire durante tres segundos y deje que salga durante dos segundos: al insuflar aire, el tórax y el epigastrio del paciente tienen que elevarse.

Insuflar dos o tres bocanadas de aire fuertes al comienzo de la reanimación.

Compruebe después si hay actividad cardíaca.

3. Si no percibe ninguna reacción cardíaca, ponga los pulpejos de una mano sobre el tercio inferior elástico del esternón, no sobre el estómago. Sitúe encima la otra mano cruzada.

Ahora, con los hombros erguidos y volcando el peso del cuerpo sobre las manos, presione 60-80 veces por minuto sobre el esternón, perpendicularmente a la columna vertebral (haga pruebas para calcular el ritmo que debe seguir).

Haga la respiración artificial cada 15 presiones (el masaje cardíaco sin respiración artificial no tiene sentido). Si la reanimación la hace una sola persona, deberá hacer la respiración dos veces en la forma indicada. Siga dando masajes al corazón y realice la respiración dos veces después de haber realizado unas 15 presiones cardíacas.

Si son dos personas las que colaboran en la reanimación, una de ellas dará masajes al corazón, y la otra hará la respiración artificial cada 5 presiones cardíacas; es decir, en la relación 5:1.

Todo el mundo debería aprender estas técnicas (sobre todo aquellas que tengan algún familiar amenazado de infarto) en un cursillo de primeros auxilios o de reanimación cardiopulmonar, y practicarlas a menudo. Sólo así se estará en condiciones de llevarlas a la práctica correctamente en caso de urgencia.

Diagnóstico cardiovascular

Todo el mundo puede cuidar su automóvil. Basta mostrar algo de interés, tratar al vehículo con un poco de cariño, comprar artículos de limpieza de eficacia probada y seguir las instrucciones del fabricante. Pero otra cosa muy distinta es el mantenimiento mecánico. Para eso hay que tener conocimientos técnicos, maquinaria y herramientas especiales.

Este texto, extraído de las instrucciones de servicio de un automóvil, y salvando las distancias pertinentes, podríamos incluirlo en este libro como «instrucciones de servicio» para usted (lo que es bueno para su coche, es bueno para su corazón). Unas dolencias aparecidas recientemente, un infarto en su círculo de amistades, indicaciones dadas por los medios informativos o la consideración de que sería muy importante para su corazón hacer un balance en la mitad de su vida, pueden hacerle pensar en la conveniencia de un chequeo a fondo de su sistema cardiovascular.

¿Qué espera usted de su visita al médico? ¿Qué pruebas y análisis son previsibles? O bien: ¿Qué posibilidades ofrecen los diagnósticos cardiovasculares modernos? O, más aun, ¿qué pronósticos se pueden esperar para la salud?

OBSERVACIONES RESPECTO A UN INFARTO AMENAZANTE

Tres son las señales de alarma (síntomas) más importantes (ver páginas anteriores):

• Angina de pecho confirmada.
• Disnea ocasionada por afecciones cardíacas.
• Trastornos peligrosos del ritmo cardíaco.

Hay que identificar, correctamente y a tiempo, estos tres síntomas. Pero determindas concomitancias ya indican por sí mismas ciertas diferencias muy importantes. A saber:

• Dolores cardíacos que no son una angina de pecho auténtica.
• Respiración disneica que no proviene del corazón, sino de una deficiencia pulmonar, la falta de ejercicio o el sobrepeso.
• Trastornos del ritmo cardíaco que, sin llegar a ser graves, pueden ser muy molestos.

¡Acuda al médico en cuanto observe claros indicios de infarto!

El examen médico inmediato

El médico ausculta el corazón para comprobar la regularidad (ritmo) y la celeridad (frecuencia) de su actividad cardíaca: de 60 a 80 latidos por minuto es lo normal. La simple auscultación permite diagnosticar también una arritmia absoluta (sucesión irregular de latidos) o palpitaciones anómalas (extrasístoles), así como comprobar la funcionalidad, al cerrarse, de las válvulas cardíacas que pueden haber sido dañadas por las cicatrices (deficiencias cardiovalvulares). Las alteraciones valvulares a causa de cicatrices suelen producir ruidos (soplos).

Entonces se procede a la auscultación de los pulmones, porque un infarto de gran tamaño reduce la potencia de bombeo del corazón, lo que además conduce a la acumulación de líquidos en los pulmones. También es importante la medición de la presión sanguínea, además de comprobar que existe una relación razonable entre peso y estatura.

Por otro lado, con algo tan sencillo como una simple extracción y análisis de sangre, se puede hacer un estudio de los factores de riesgo más importantes (colesterol, triglicéridos, HDL, LDL, glucosa y ácido úrico).

Si su médico sospecha que existe un principio de infarto o que éste ya se ha desarrollado, verificará el nivel de concentración de enzimas (fermentos) especiales, como la isoenzima

CKMB, que aumenta cuando el infarto acaba de formarse, mientras que el incremento de LDH o HBDH indica que el infarto se formó hace varios días. Pero, a veces, la subida de CKMB «renquea» tras el proceso del infarto, un problema que es preciso tener en cuenta en el diagnóstico del infarto.

El electrocardiograma (ECG)

Electrocardiograma en reposo

¿Sabe cómo se hace un ECG? Con cada latido circulan por el corazón corrientes eléctricas de intensidad muy baja y tensión de sólo 1/1 000 de voltio. Aparatos de medida especiales permiten recogerlas desde los brazos, las piernas y la caja torácica, así como amplificarlas y reflejarlas en un gráfico. También es posible la transmisión del ECG sin utilizar cables. El ECG de alta amplificación (o de potencial retardado) es capaz de registrar incluso los potenciales más insignificantes, que pueden indicar trastornos graves del ritmo cardíaco.

De todas formas, el diagnóstico con el ECG tiene sus limitaciones: la curva de corriente indica al médico si el peligro de infarto ha pasado o está a punto de pasar. Pero de un ECG en reposo no se puede deducir que no haya una amenaza de infarto más tarde.

Para realizar un electrocardiograma, se sujetan a la piel unas pequeñas placas metálicas (electrodos) con ayuda de ventosas. Esas plaquitas están unidas al electrocardiógrafo mediante un cable de conexión. El ECG en reposo se realiza mientras el paciente está acostado.

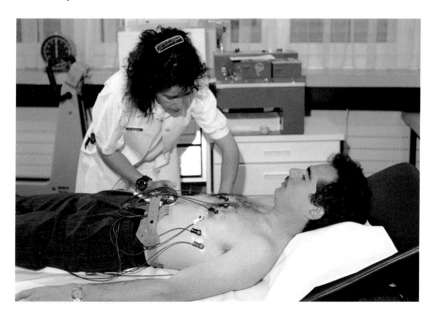

EGG de resistencia: prueba de esfuerzo

Si su médico sospecha que usted padece una enfermedad coronaria, realizará un ECG de resistencia (también llamado *ergometría*), a continuación del ECG en reposo. Para ello se utiliza, entre otras cosas, una bicicleta estática especial, cuyos pedales accionará usted en presencia de su médico. El pulso y la presión arterial están bajo control en todo momento. Al mismo tiempo se registra la curva de corriente cardíaca. Según la resistencia que opongan los pedales, usted desarrollará una potencia de 25, 50, 70 y 100 vatios o más. Al finalizar la prueba, una fase de reposo permitirá comprobar su capacidad de recuperación.

El médico mandará hacerle un ECG de resistencia (prueba de esfuerzo) cuando tenga la sospecha de que existe una enfermedad coronaria.

El ECG de resistencia tiene un valor informativo: trastornos circulatorios del miocardio, que aparecen sólo cuando se hace algún esfuerzo, pueden poner de manifiesto que sus arterias coronarias están dañadas. Los esfuerzos dosificados y estandarizados conducen a que el miocardio demande más oxígeno y, por tanto, más sangre, algo que no puede cubrir un vaso estrechado (o que ha vuelto a estrecharse después de una dilatación por insuflación u operación de *by-pass*).

La circulación sanguínea puede ser suficiente todavía en estado de reposo. Pero puede que el miocardio ya no reciba toda la sangre que necesita, ya que en la mayoría de los casos, puede haber uno o varios vasos con estrechamientos de hasta un 75%, y el paciente lo experimenta en forma de presión, constricción o de un fuerte ardor detrás del esternón, es decir, en forma de angina de pecho.

Casi al mismo tiempo, en el ECG de resistencia se observan las clásicas alteraciones del segmento ST, consistentes en una depresión de unos cuantos milímetros en dicho segmento. A veces se observa esa depresión aunque el paciente no sienta ningún tipo de molestia, y entonces se habla de una *isquemia cardíaca silente*.

Cuanto mayor sea el esfuerzo realizado por el paciente (naturalmente bajo control médico) en la bicicleta ergométrica, tanto más segura será la información derivada de esta prueba.

La ergometría permite comprobar también los efectos de los medicamentos, así como descubrir a tiempo trastornos del ritmo cardíaco, que no aparecen cuando se está en reposo, pero sí cuando se hacen esfuerzos, y tratarlos si es preciso. La bicicleta ergométrica se utiliza igualmente como aparato de entrenamiento en la rehabilitación de enfermos del corazón.

Si su médico sospecha o comprueba (mediante un ECG de resistencia probablemente) que usted sufre trastornos del ritmo cardíaco, seguramente ordenará hacerle un ECG de larga dura-

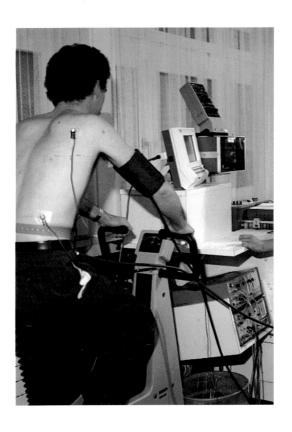

El fin primordial del ECG de resistencia es comprobar si el corazón recibe el oxígeno suficiente, incluso si se realizan grandes esfuerzos.

ción, que puede prolongarse durante varias horas (hasta 24). Para ello llevará usted una grabadora metida en un bolso o mochila. Los electrodos del ECG van adheridos al pecho, y usted tiene que llevar un diario donde anotará las actividades que realice durante el día y las molestias que vaya observando.

¿Qué información se desprende de la curva de ECG?

En una hoja de ECG se aprecian líneas con muchas ondas y picos grandes y pequeños, planos y empinados, que se repiten a intervalos regulares. Son las corrientes que circulan durante la actividad cardíaca. Cuando existen fallos en alguna parte determinada del sistema de conducción se apreciará en la sucesión de curvas de ECG. Por eso, se reconocen perfectamente las alteraciones del ritmo cardíaco.

Fijémonos detenidamente en esa porción del trazado tan característica: a la primera onda se le llama «onda P», y muestra el grado de excitación de las aurículas, lo mismo que el «complejo QRS» muestra el de los ventrículos.

La onda suave del final se denomina «onda T», y constituye la fase de repolarización, es decir, la vuelta al punto de reposo antes de repetirse el proceso del ciclo cardíaco siguiente. La curva del ECG muestra una carencia de oxígeno en el corazón, en la porción entre la onda S y la «onda T». En un corazón sano, esa «porción ST» transcurre sobre la línea cero. Si se aprecia un hundimiento claro de esa «porción ST» por efecto de un esfuerzo, es un indicio inequívoco de trastornos circulatorios en el miocardio, que suelen estar causados por estrechamientos en uno o varios vasos coronarios.

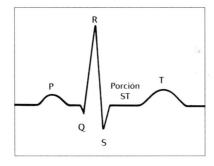

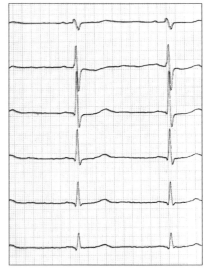

Arriba: dibujo esquemático de un trazado ECG normal.

Derecha: ECG torácico de una persona sana. El segmento ST transcurre sobre la línea cero (línea isoeléctrica).

La radiografía

La radiografía del tórax proporciona importante información al cardiólogo sobre el estado del corazón y los pulmones, principalmente. Interesa, sobre todo, comprobar el tamaño y la forma del corazón y de cada una de sus partes (aurículas, ventrículos, aorta). Los engrosamientos de aurículas y ventrículos indican sobrecarga y debilitamiento del corazón.

Las calcificaciones de los ventrículos, del pericardio o de la aorta, y la acumulación de líquidos en los pulmones, que son signos claros de insuficiencia cardíaca, pueden ser reconocidos con facilidad después de un estudio pormenorizado de las radiografías por parte del médico.

La ecocardiografía

Los médicos llaman *ecocardiografía* a la exploración del corazón mediante ultrasonidos. Los ultrasonidos se reflejan nítidamente en las estructuras del corazón, según la diferente densidad de los tejidos. Con este método se pueden explorar zonas que de otro modo serían inaccesibles.

Con la ecocardiografía, el cardiólogo puede sacar consecuencias de las estructuras cardíacas reflectoras de ultrasonidos: del miocardio con cicatrices de un infarto, que tal vez estén redu-

Mediante diversos procedimientos de exploración, el médico obtiene todos los datos que precisa para hacer un diagnóstico certero de las posibles dolencias cardíacas que puede padecer.

ciendo su potencia; de las aurículas y ventrículos, del pericardio e incluso de las delicadas válvulas cardíacas. De ese modo, sin molestar mucho al paciente, se puede detectar un infarto ya superado, acompañado tal vez de un aneurisma (dilatación) de su cicatriz, pero también un coágulo que pudiera haberse formado en un ventrículo.

Un *ecocardiograma doppler* en color permitirá comprobar sin dificultad si una válvula cardíaca ha resultado dañada por un infarto o por otra causa. Sin embargo, una amenaza de infarto sólo podrá ser detectada con ayuda de una ecocardiografía si el médico somete al paciente a una sobrecarga controlada para provocarle una isquemia cardíaca. Esa ecocardiografía de resistencia (ecocardiografía de estrés) es, de todos modos, un proceso tan laborioso y requiere tanto tiempo, que no puede ser realizada siempre y en todo lugar, ni tampoco puede soportarla cualquier paciente.

¿CÓMO FUNCIONA LA ECOCARDIOGRAFÍA?

Las ondas sonoras se originan en una cabeza generadora de sonido (*Transducer*) que el médico coloca sobre el tórax en distintas posiciones. El *Transducer* es, al mismo tiempo, emisor y receptor de ecoondas. La energía sonora se transforma en energía eléctrica. Mejor dicho, surge una tensión eléctrica que se puede reproducir gráficamente en un monitor. El paciente no siente ninguna molestia durante el proceso.

La escintilografía miocardíaca

La escintilografía miocardíaca es una exploración cardíaca propia de la medicina nuclear, que supone pocas molestias subjetivas para el paciente. Éste sólo siente la inyección intravenosa de una cantidad mínima de sustancia radiactiva: el talio, que tiene propiedades biológicas semejantes al calcio del propio cuerpo y que se acumula en mayor cantidad en regiones miocárdicas sanas y bien irrigadas de sangre.

La escintilografía miocardíaca es un método de diagnóstico que supone pocas molestias para el paciente.

Las pequeñas partículas se distribuyen regularmente por todas las zonas del corazón, a través de vasos coronarios que no tengan dificultades de paso, y la Cámara Gamma registrará entonces un cuadro cardíaco normal. Las zonas con mala circulación sanguínea asimilan el talio sólo en cantidades muy reducidas, y el talio no se asimila en absoluto en las zonas de cicatrices de los infartos.

Ese defecto de acumulación permite reconocer el lugar donde hay una reducción circulatoria y por lo tanto, la extensión del infarto. Con ayuda de la escintilografía se pueden distinguir los tejidos cicatriciales de los tejidos que presenten deficiencias circulatorias.

¿Cuál es el proceso de una escintilografía?

La escintilografía miocardíaca suele realizarse de forma similar a la ergometría en bicicleta, aunque en dos etapas: la primera, después de que el médico especialista haya inyectado el talio en la vena; y la segunda, dos o tres horas más tarde. Se observará entonces, que zonas del miocardio con deficiencias circulatorias anteriores a causa del estrechamiento vasal, han vuelto a tener un buen riego sanguíneo, como lo demuestra una óptima acumulación de talio. Pero si los niveles de radiactividad se mantienen bajos, se deducirá que hay una cicatriz producida por un infarto.

La escintilografía miocardíaca, tanto la de reposo como la de resistencia, da una respuesta a la cuestión de las zonas miocárdicas afectadas por una deficiencia circulatoria, que pueden recuperar su vitalidad aunque estén en peligro temporalmente.

Hay zonas de esas antes de un infarto, cuando tiene lugar un gran estrechamiento de uno o varios vasos coronarios, pero también después de una dilatación por insuflación, cuando el vaso dilatado amenaza con ocluirse de nuevo, o después de una operación de *by-pass*, cuando éste se estrecha otra vez.

La angiografía coronaria

Si al efectuar un ECG, una ecocardiografía o una escintilografía miocardíaca, se observan indicios de estrechamientos (estenosis) en los vasos coronarios, el médico aconsejará una exploración con catéter cardíaco: la llamada angiografía coronaria (cateterismo). Para ello se introduce hasta el corazón una estrecha manguera de plástico (2,5 milímetros de diámetro), el catéter, por la arteria de la pierna -a la altura de la ingle-, o por la arteria del brazo -a la altura de la flexura del codo-. Luego, se inyecta el contraste (sustancia opaca) y se impresiona todo el proceso de exploración en una película.

Primero se inyecta el contraste en el ventrículo izquierdo, para poder tener una visión general de todos los movimientos del corazón. Así el cardiólogo podrá reconocer y valorar la potencia cardíaca y sus limitaciones por cicatrices grandes o pequeñas. Además, permite predecir con bastante seguridad, si otros sectores del corazón corren peligro de un nuevo infarto. Y entonces se introduce el catéter desde la aorta hasta llegar a las arterias coronarias.

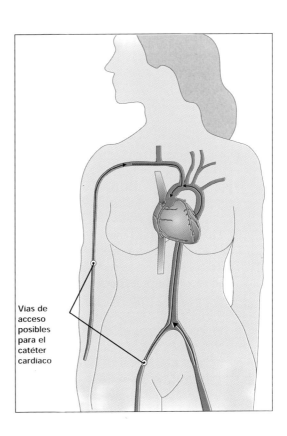

Vías de acceso posibles para el catéter cardiaco

El médico introduce el catéter desde la ingle o la zona de flexión del codo para llegar a la aorta.

¿Cómo se realiza una angiografía coronaria?

La zona de punción para llegar a la aorta a través de la ingle o de la flexura del codo se adormece con anestesia local, y usted notará ese primer pinchazo en la piel. Después, podrá dolerle un poco la punción en la gran arteria, pero si le resulta muy desagradable, siempre puede pedirle al médico que le ponga un poco más de anestesia local.

Durante la introducción del catéter en la aorta hasta llegar al corazón, usted no notará nada, pero podrá ver todo el proceso a través de un monitor. En ese momento se inyectará en el catéter un contraste radioscópico, para obtener así una imagen del proceso de bombeo del ventrículo izquierdo (*levocardiografía, ventriculografía*). Las cicatrices del infarto y su influencia en el miocardio pueden apreciarse claramente. También se inyectará el contraste en las arterias coronarias, para que ambas (derecha e izquierda) sean visibles, con sus posibles estrechamientos y oclusiones.

Usted no notará nada durante todo ese proceso, que quedará grabado en una película. A continuación le sacarán el catéter de plástico, le pondrán un vendaje compresivo donde le hayan practicado la punción y permanecerá en observación hasta la mañana siguiente como mucho.

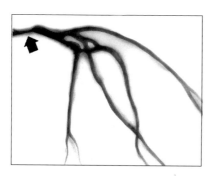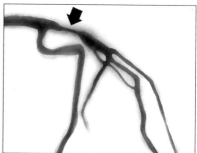

Una vez colocado el catetér correctamente, se inyecta una sustancia opaca en las arterias coronarias para que puedan verse en la radiografía. Las flechas indican las zonas de estrechamiento vasal (estenosis).

Riesgos de la angiografía coronaria

Si la exploración con catéter cardíaco está bien planificada y preparada, los riesgos para el paciente son mínimos, aunque, como es lógico, el «riesgo cero» no existe en una exploración tan invasiva como ésta.

Según las estadísticas, en 1 de cada 1 000 pacientes se desencadena un infarto a causa de la exploración. Pero casi siempre se trata de personas que ya tenían un gran estrechamiento en algún vaso, que acabó por ocluirse durante el proceso. Comoquiera que ese infarto se detecta rápidamente y transcurre en presencia de especialistas en cardiología, el asunto se suele controlar satisfactoriamente.

Pero, según esas mismas estadísticas, hoy sigue habiendo 1 muerte por cada 5 000 a 10 000 cateterismos cardíacos, dado que no siempre se puede preparar y planificar a conciencia una exploración de esa índole, ya que a veces, en casos de urgencia (por ejemplo, en casos de infarto agudo o cuando el corazón del paciente ya está muy dañado), es preciso realizarla en condiciones muy desfavorables.

Por desgracia, es inevitable tener que correr ese riesgo, aunque sea pequeño, porque, hoy por hoy, no hay otra forma de obtener información directa sobre los vasos coronarios. El ECG, ECG de resistencia, ecocardiografía de estrés y escintilografía miocardíaca son medios muy valiosos, pero sólo dan informaciones indirectas y parciales.

El cateterismo cardíaco ya se realiza en España en un gran número de clínicas.

Tres resultados exploratorios posibles

Primer resultado posible: «tratamiento conservador»

Entonces no es necesaria una intervención quirúrgica; seguro que esto le quita un peso de encima. Pudiera ser, por ejemplo, que la arteria coronaria derecha, que es la que abastece de sangre a la pared cardíaca posterior, estuviera ocluida en su último tercio. Usted tiene un pequeño infarto, pero no le causa molestias y le permite seguir normalmente con sus actividades, y las otras dos arterias coronarias no presentan más que un estrechamiento de un 40 o 50 %.

Se trata de impedir de inmediato el progresivo avance de la enfermedad coronaria o, incluso, de lograr una regresión de los sedimentos. Este objetivo lo puede conseguir con un cambio de estilo de vida que elimine los factores de riesgo. Tal vez tenga que tomar medicamentos para su protección cardíaca, pero no será necesaria una dilatación por insuflación ni una operación de *by-pass*.

Cuerpo y salud

El infarto

Segundo resultado posible:
«se recomienda una dilatación por insuflación»

«Es necesaria una dilatación de las zonas estrechadas». Es muy frecuente tomar esta decisión cuando se trata de la llamada patología monovasal. Se trata de un vaso (puede ser, por ejemplo, una rama de la arteria coronaria izquierda) que presenta un gran estrechamiento en el primer tercio. Ese estrechamiento, que no había originado todavía un infarto hasta el momento, causa una angina de pecho y se manifiesta también, por ejemplo, en un ECG de resistencia. Si se considera oportuno para usted una dilatación por insuflación u otros procesos relacionados con ella, como el *Stent*, rotablador, ateroectomía o laserangioplastia, lea detenidamente el capítulo «Intervenciones en el corazón», donde hallará más información al respecto de estos procedimientos.

> **Después de realizar una angiografía coronaria se pueden comenzar diferentes tipos de tratamientos que sean acordes con el problema que se presenta.**

Tercer resultado posible:
«es necesaria una operación de *by-pass*»

Si se detecta, por ejemplo, en las tres grandes arterias coronarias, un alto grado de estrechamiento y/o oclusiones que constituyen un peligro permanente para los componentes vitales de su miocardio o incluso amenazan seriamente su estilo de vida, entonces hay que decidirse por una operación de puenteo o, lo que es igual, por un *by-pass*.

Esta operación, que se describe detalladamente más adelante en este libro, se viene realizando desde hace tiempo con gran profesionalidad y experiencia, tanto en España como en la mayoría de los países desarrollados.

SÍNTOMAS DE UN INFARTO

Puede ser que los estrechamientos coronarios hayan avanzado tanto hacia la periferia del sistema de vasos coronarios, que la sección de éstos resulte demasiado pequeña para llevar a cabo un proceso operativo. Entonces, el médico desplegará todo el gran arsenal de tratamientos conservadores, y le prescribirá el que mejor se adapte a usted para mejorar -también sin operación- tanto sus perspectivas de vida (pronóstico) como la calidad de la misma y su capacidad de rendimiento.

La conversación con el médico sobre los resultados exploratorios

Tocamos aquí un aspecto muy importante de la relación entre médico-paciente y paciente-médico respectivamente, que no se diferencia en nada de cualquier otra relación entre personas, en cuanto se refiere a la posibilidad de fracaso y a los efectos perturbadores que todo ello puede ocasionar. Nosotros los médicos, por ejemplo, damos por seguro con demasiada facilidad que nuestras explicaciones han sido bien comprendidas por el paciente que tenemos delante de nosotros.

Hable con su médico y pídale que le explique de una manera clara todos los aspectos de su enfermedad que no entienda.

¿De qué sirve el mejor diagnóstico, si el paciente no conoce los resultados o no los comprende, y no tiene elementos de juicio suficientes para sacar las conclusiones pertinentes?

A veces reaccionamos con una mezcla de decepción, enfado y resignación cuando un paciente se comporta de forma distinta a como le habíamos aconsejado.

¿Qué es, en nuestra opinión, lo que usted, como paciente, debe hacer para mejorar esa situación?

Ante todo, procurar entender bien los resultados. Para eso tiene que hacer preguntas, aunque ello suponga tener que salvar varios obstáculos como, por ejemplo, el miedo a molestar, a ser impertinente o a ser rechazado, y también el temor a

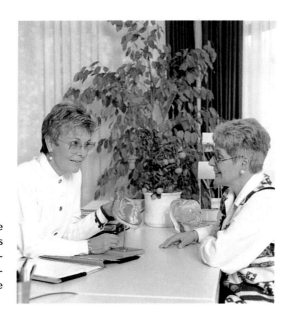

Trate de comprender de una manera correcta los diagnósticos de su médico y no dude en preguntarle siempre que algo no le quede claro.

Cuerpo y salud

El infarto

parecer estúpido o tonto por no haber comprendido bien algo. Es posible que su médico echara en falta hasta entonces su interés por los resultados, por lo que puede darle a usted otra hora de consulta para dedicarle más tiempo esta vez, cuando se vea liberado de la presión que ejerce una sala de espera llena de pacientes.

También sería conveniente que usted leyera antes este libro -para eso lo hemos escrito- con el fin de entender mejor el lenguaje técnico y la mentalidad de los médicos y aprovechar de una manera más interesante y didáctica su entrevista con el médico.

Factores de riesgo

Se entiende por factores de riesgo para un infarto, aquellas condiciones de vida que se observan en los enfermos coronarios con más frecuencia que en las personas que no padecen del corazón. Pero estas no tienen por qué ser la causa directa de un infarto. Lo importante es que cada uno descubra y elimine sus propios factores de riesgo, es decir, lo que constituye el «perfil de riesgo» personal.

El orden de importancia de los factores de riesgo es arbitrario hasta cierto punto, ya que cada persona muestra una jerarquía distinta. ¿Cómo es eso?, se preguntará el lector. Sabemos por las estadísticas, que las alteraciones del metabolismo de los lípidos son, por lo general, un factor decisivo en el desarrollo del infarto y las enfermedades coronarias; mucho más decisivo, por ejemplo, que la hipertensión, que a su vez ocupa el primer lugar entre los factores de riesgo de ataque de apoplejía. Pero se sabe también, que el 95% de los pacientes infartados cuando son «jóvenes», es decir, menores de 45 años, son fumadores importantes.

Eso significa que fumar cigarrillos puede ser el factor de riesgo de consecuencias más graves para los jóvenes.

PRINCIPALES FACTORES DE RIESGO DE ENFERMEDAD CORONARIA

• Fumar cigarrillos, y en menor grado cigarros o en pipa.

• Alteraciones del metabolismo de los lípidos.

• Diabetes.

• Síndrome metabólico.

• Hipertensión.

• Estrés psicosocial.

• Falta de ejercicio.

Podemos influir sobre esos factores de riesgo con nuestro estilo de vida y nuestras diferentes conductas.

El hecho de que haya factores de riesgo modificables, sobre los que no podemos actuar, como son: edad, sexo masculino y herencia (abuelos, hermanos o padres que hayan tenido un infarto o enfermedad coronaria), no deben ser en ningún caso motivo de resignación o fatalismo, sino que han de ser un aliciente para prestar más atención a los factores de riesgo modificables.

Factor de riesgo: fumar cigarrillos

Ya en 1965, en una conferencia de la Organización Mundial de la Salud (OMS), se afirmó sin reservas, que fumar cigarrillos es un factor de riesgo esencial en el infarto de miocardio... ¡Tanto más importante cuanto más joven sea el paciente! Los casos de infarto se dan tres veces más entre fumadores de muchos cigarrillos, que entre fumadores de puros o pipa.

Es necesario saber, que en las personas que han dejado de fumar se observa, ya a los pocos meses, una reducción notable del peligro de infarto y del índice de mortalidad por ese concepto. Al cabo de varios años de abstinencia, esos parámetros se equiparan a los de los no fumadores.

En el estudio-encuesta realizado en Heildeberg por mandato de la OMS, se comprobó que el primer infarto entre los no fumadores suele tener lugar a una edad aproximada de 63 años, por término medio, y se reduce a los 53 años en el caso de los fumadores empedernidos.

Otros estudios revelaron que, el no dejar de fumar después de haber tenido un infarto, es el principal factor de riesgo de reinfarto y de muerte repentina.

Nuestro paciente más joven -¡17 años de edad!- fumaba más de 60 cigarrillos diarios. Cuando consiguió dejar de fumar (y eso es frecuente entre los infartados), su nueva condición de no fumador logró que se redujera drásticamente el riesgo de un segundo infarto y de muerte repentina, algo que ningún otro tratamiento hubiera podido conseguir.

Quien deja de fumar por completo reduce su riesgo de infarto en ¡un 50 %! ¡Ningún medicamento, y ni siquiera una operación de *by-pass*, puede causar efectos tan «fulminantes»!

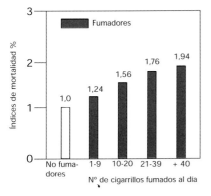

El riesgo de morir por una enfermedad cardíaca aumenta en relación con el hábito de fumar.

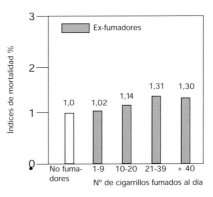

Reducción del índice de mortalidad por enfermedad coronaria, después de dejar de fumar.

Factor de riesgo: alteración del metabolismo de los lípidos

Los resultados del Estudio Framingham y nuestra propia experiencia a lo largo del tiempo, demuestran que una alteración en el metabolismo de los lípidos como, por ejemplo, la hipercolesterolemia, es junto con el tabaquismo, el más importante de los factores de riesgo.

Todas las grasas y sustancias grasosas contenidas en nuestra alimentación las conceptuamos como lípidos. Dos de las sustancias que componen ese gran grupo desempeñan un papel importante en el aumento de los trastornos metabólicos: el colesterol y los triglicéridos.

Todo el mundo sabe hoy que el riesgo de desarrollar una enfermedad coronaria es mucho más alto cuando el nivel de colesterol supera los 250 mg/dl. Pero las personas que presentan otros factores de riesgo de enfermedades cardiovasculares, viven con un riesgo aún mayor si mantienen un nivel de colesterol total superior a los 200 mg/dl. Entre las personas con nivel de colesterol de 200 a 250 mg/dl se da casi el doble de infartos que entre las que tienen menos de 200 mg/dl.

De otros estudios se desprende también que los infartos afectan muy raramente a algunos pueblos en concreto como, por ejemplo, los japoneses o los chinos, donde el promedio de colesterol es de menos de 200 mg/dl.

También sabemos hoy que el nivel de colesterol no es el único elemento decisivo, sino que el peligro de infarto depende de la proporción que haya entre la cantidad de «colesterol bueno» (HDL) y la de «colesterol malo» (LDL). Según esto, la sangre de una persona sin problemas cardíacos, habrá de tener una concentración de HDL superior a 35 mg/dl, mientras que la de LDL no deberá sobrepasar los 120 mg/dl. En el fondo de esta información yace el hecho de que el HDL, del que nunca sabremos bastante, es un elemento muy activo en la eliminación del colesterol en el hígado.

COLESTEROL Y TRIGLICÉRIDOS

Como todos los lípidos, el colesterol no es soluble en el medio acuoso del plasma sanguíneo, lo que le obliga a asociarse con sustancias transportadoras especiales: las lipoproteínas (cuerpos proteínicos grasos), que presentan densidades y tamaños diversos. También se diferencian en cuanto a su modo de formación y a sus cometidos en el organismo.

• LDL (*Low Density Lipoproteine*, lipoproteínas de baja densidad): son los portadores principales del colesterol «peligroso». Su contenido en la sangre no debe superar unos niveles medios de concentración de 100 a 120 mg/dl.

• HDL (*High Density Lipoproteine*): son lipoproteínas de densidad máxima consideradas como «buenas». Su contenido en la sangre debe ser lo más alto posible y siempre deben superar el mínimo exigible de 30 a 40 mg/dl.

• Triglicéridos, también llamados, lípidos neutros: constan de una parte de glicerina y tres partes de ácidos grasos no saturados. Se supone que valores superiores a 160-200 mg/dl, constituyen por sí mismos un factor de riesgo.

Pero, para valorar el metabolismo de los lípidos, también es importante la concentración de los lípidos neutros. De ahí que el médico quiera efectuar una verificación del nivel de triglicéridos, que puede elevarse bastante inmediatamente después de una comida. Ese valor no debe rebasar los 200 mg/dl cuando se mide en ayunas.

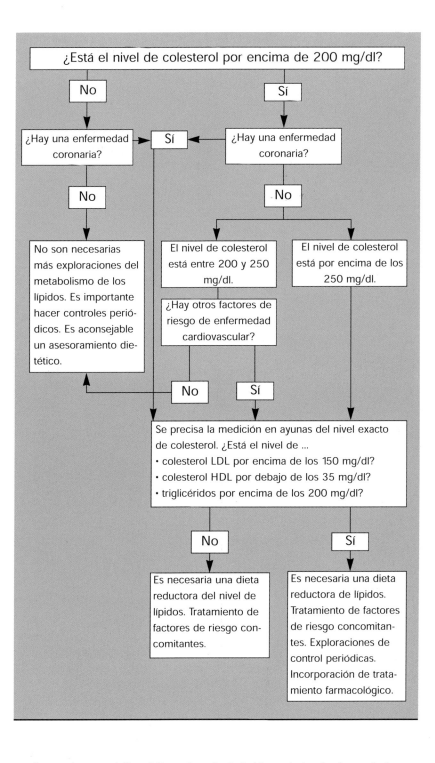

¿Está el nivel de colesterol por encima de 200 mg/dl?

No → ¿Hay una enfermedad coronaria? → No

Sí → ¿Hay una enfermedad coronaria?

Sí

No

No son necesarias más exploraciones del metabolismo de los lípidos. Es importante hacer controles periódicos. Es aconsejable un asesoramiento dietético.

El nivel de colesterol está entre 200 y 250 mg/dl.

¿Hay otros factores de riesgo de enfermedad cardiovascular?

El nivel de colesterol está por encima de los 250 mg/dl.

No

Sí

Se precisa la medición en ayunas del nivel exacto de colesterol. ¿Está el nivel de ...
• colesterol LDL por encima de los 150 mg/dl?
• colesterol HDL por debajo de los 35 mg/dl?
• triglicéridos por encima de los 200 mg/dl?

No

Sí

Es necesaria una dieta reductora del nivel de lípidos. Tratamiento de factores de riesgo concomitantes.

Es necesaria una dieta reductora de lípidos. Tratamiento de factores de riesgo concomitantes. Exploraciones de control periódicas. Incorporación de tratamiento farmacológico.

Estrategia para el diagnóstico y terapia de la hipercolesterolemia, según las recomendaciones de las principales asociaciones de cardiólogos europeas.

- *Hipercolesterolemia:* elevación excesiva del contenido total de colesterol en la sangre.
- *Hipertrigliceridemia:* el nivel de lípidos neutros en la sangre es demasiado alto.
- Forma combinada de *hiperlipidemia* («adiposis sanguínea»): se ha elevado el nivel total de colesterol y el de triglicéridos en la sangre.

42

Se trata, pues, de protegerse contra la arterioesclerosis de nuestros vasos, mediante la reducción del nivel de colesterol total y de su fracción LDL, y el aumento simultáneo del contenido HDL. Pero eso no significa, en modo alguno, tener que llevar un tratamiento con medicamentos. Se empezará más bien con una mejora de los hábitos alimentarios y el correspondiente cambio de forma de vida, para así alcanzar los valores sanguíneos reseñados.

Factor de riesgo: diabetes

El famoso estudio de Framingham, uno de los más antiguos estudios americanos sobre factores de riesgo de infarto, recoge lo siguiente sobre la relación entre diabetes y enfermedades coronarias: «¡Uno de cada dos diabéticos padece una enfermedad coronaria!»

Eso demuestra lo peligroso que puede resultar que una persona viva sin saber que es diabético o que su diabetes no sea tratada como es debido. En una primera investigación de este estudio se comprobó que entre los diabéticos se daba doble número de enfermades vasculares que entre los no diabéticos, y que las mujeres diabéticas con complicaciones cardiovasculares corrían más peligro que los hombres con diabetes.

Y, por último, el estudio de Framinghan confirmó que la presión arterial de los hombres diabéticos (y más aun de las mujeres diabéticas) es mucho más alta -por término medio- que la de la población no diabética de la misma edad. De este hecho se deduce que el empeoramiento del «perfil de riesgos» se da con mucha mayor facilidad en los diabéticos.

Mantener el peso dentro de los límites normales ha sido siempre el cometido primordial del tratamiento de la diabetes del adulto. A largo plazo, muchos diabéticos pueden salir adelante sin la ayuda de medicamentos, una vez que alcanzan su peso normal y lo mantienen con una alimentación razonable y con algo de ejercicio físico suficiente.

Cuerpo y salud

El infarto

Autocontrol periódico

Para el diagnóstico de la diabetes, pero también para su control y tratamiento, médico y paciente están supeditados a la medición periódica del contenido de glucosa en sangre y orina. El propio paciente puede aprender a realizarlo él solo, pero ésto rebasaría el marco de este libro y esos detalles pueden encontrarse en cualquier libro técnico pormenorizado especial para diabéticos.

Factor de riesgo: síndrome metabólico

Este complejo sintomático («Síndrome del bienestar», según Mehnert) es una combinación de hipertensión, intolerancia progresiva a la glucosa (insensibilidad a la insulina), hiperlipidemia (trastorno del metabolismo de los lípidos), acumulación de grasas en distintas partes del cuerpo (sobre todo en el vientre), sobrepeso e hiperuricemia (propensión a la gota, alto nivel de ácido úrico en la sangre). Este complejo sintomático era muy raro hace apenas unos años, pero hoy constituye el síndrome más frecuente en las sociedades occidentales.

La hipertensión, el sobrepeso, la intoleracia a la glucosa y la hiperlipemia suelen darse conjuntamente a nivel familiar, lo que indica la gran importancia que tienen los factores hereditarios, pero también la influencia de los hábitos familiares, sobre todo en el campo de la alimentación.

NIVEL DE GLUCOSA EN MG/DL (puede variar)			
	En ayunas	1 hora después de la comida	2 horas después de la comida
Normal	Menos de 100	Menos de 160	Menos de 120
Umbral de sospecha	De 100 a 130	De 160 a 220	De 120 a 150
Morbidez	Más de 130	Más de 220	Más de 150

Autodiagnóstico sencillo

La típica acumulación de grasas en el vientre de los hombres con sobrepeso, ya hace sospechar por sí sola que hay hipertensión, intolerancia a la glucosa y trastornos del metabolismo, con el consiguiente riesgo de infarto.

Según esto, el mismo paciente puede diagnosticarse personalmente un supuesto «síndrome del bienestar» incluso sin esperar a que se lo confirme el médico.

Factor de riesgo: hipertensión

La hipertensión es una enfermedad que no causa molestias al principio, es decir, en su fase inicial. No obstante sus consecuencias pueden ocasionar la muerte a uno de cada tres pacientes que la sufren. Para un cardiólogo que quiera combatir una dolencia antes de que tenga consecuencias graves, tiene que ser terrible comprobar cuán devastadores son los efectos de una enfermedad que puede ser controlada con facilidad hoy en día..., si se diagnostica a tiempo.

Las estadísticas nos dicen que uno de cada cuatro varones mayores de 40 años es hipertenso; pero sólo uno de cada tres hipertensos tiene pleno conocimiento de su enfermedad, y solamente uno de cada dos de los que se saben hipertensos se somete a un tratamiento suficiente y se trata a sí mismo de modo consecuente. Sin embargo, el éxito del tratamiento de cualquier enfermedad crónica depende siempre de la colaboración del propio paciente.

En la mayoría de los casos, se intentan tomar las medidas oportunas cuando ya han aparecido las primeras consecuencias devastadoras: un ataque cardíaco, un infarto o fallos renales, pero generalmente, ya suele ser demasiado tarde. ¿Por qué es tan desfavorable esa estadística?, porque la hipertensión a diferencia de la hipotensión que aunque sí ocasiona molestias, éstas nunca llegar a ser causantes de la muerte del paciente, es un padecimiento que no produce ninguna molestia durante mucho tiempo (a veces más de una década), y el que la padece se «despreocupa» de ella.

¿Cómo se comprueba la hipertensión?

La hipertensión no produce molestias en mucho tiempo. Pero, por lo regular, sus consecuencias conducen a cuadros patológicos de corazón y sistema vascular muy graves. La única forma de comprobar la hipertensión es medir la presión sanguínea, y ésta nos la pueden tomar fácilmente en la consulta del médico o en la mayoría de las farmacias. Todo el mundo debería medirse la presión sanguínea con la periodicidad que le recomiende su médico de cabecera.

Principios del tratamiento

Por desgracia, los cardiólogos comprobamos reiteradamente cómo la mayoría de las personas afectadas no toman en serio su enfermedad incluso después de diagnosticarles una hipertensión. Como la hipertensión en sí no causa molestias, el paciente suele tomar los medicamentos recetados por el médico hasta que observa síntomas concomitantes subjetivos y desagradables (efectos secundarios de la normalización o bajada de la presión sanguínea), que el enfermo achaca al «efecto tóxico» de los medicamentos.

La hipertensión no debe ser tomada a la ligera, puede ser causa de diversas complicaciones posteriores para la persona que la sufra.

Esos efectos desaparecen poco después de la habituación a los medicamentos, y su causa es la siguiente: la persona hipertensa al comenzar el tratamiento, se convierte en un «hipotenso relativo» pasajero, debido a la bajada del nivel habitual de la presión arterial, lo que trae consigo las molestias típicas de los hipotensos. Tan importante como la toma de medicamentos es la normalización del peso corporal y una dieta pobre en sal, que, por otra parte, no produce ningún efecto secundario.

45

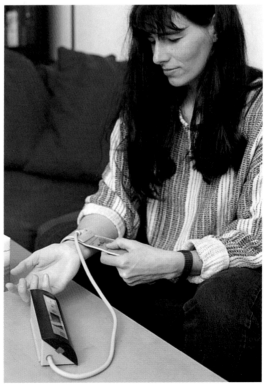

Si desea tomarse la tensión personalmente en casa, deberá colocar el aparato de medida en el antebrazo o bien en la muñeca si se trata de una medición con un aparato como el de la fotografía; deberá mantener su mano a la altura del corazón durante todo el proceso de medida.

Cuerpo y salud

El infarto

VALORES DE LA PRESIÓN SANGUÍNEA (1)

- Valor normal: sistólico hasta 140 mm de Hg y diastólico de hasta 90 mm de Hg.

- Valor límite: sistólico entre 140 y 160 mm de Hg y/o diastólico entre 90 y 95 mm de Hg.

- Hipertensión: sistólico 160 mm de Hg y/o diastólico 95 mm de Hg y más.

(1) Estos niveles dependen de las distintas clasificaciones

Factor de riesgo: estrés psicosocial

Muchas observaciones realizadas en la vida diaria y las realizadas por la epidemiología nos dicen que, detrás de los factores de riesgo generalmente reconocidos, es decir, los factores de riesgo de primer orden (hipertensión, fumar cigarrillos, trastornos del metabolismo de los lípidos, etc.), hay otros factores de riesgo de segundo orden que son, por así decirlo, el denominador común de los primeros.

Así, por ejemplo, tras el hábito de fumar se esconde una determinada personalidad del fumador, y tras la hipertensión hay que buscar cambios de estilo de vida, que han conducido a una mayor actividad del llamado sistema nervioso simpático y, como consecuencia, a la subida de la presión arterial. Y así llegamos al «estrés», ese concepto que está tan de moda.

El estrés psicosocial es el resultado subjetivo de la combinación de una situación de riesgo social (por ejemplo, falta de tiempo y poca libertad de decisión en la profesión) y la disposición de riesgo personal, como la del «comportamiento de tipo A». Por tanto, los factores externos no pueden considerarse previamente como «el estrés», sino que son los denominados factores estresantes, los que conducen al estrés según sea nuestra reacción ante ellos.

¿Qué es el estrés?

«El que no puede vivir sin reloj, el que habla deprisa y entrecortado, el que no sabe escuchar, el que siempre quita la palabra a los demás, el que siempre quiere hacer varias cosas al mismo tiempo, el que sólo habla de sí mismo en cualquier conversación, el que siempre quiere ser más que los otros, el que ya no puede disfrutar de nada sin mala conciencia, el que acostumbra a apretar los dientes, el que haya leído estas líneas sólo por encima y ya esté impaciente, ése es un «tipo A», que vive peligrosamente y cuya personalidad es el principal factor de riesgo de un infarto temprano».

Este párrafo pertenece a la reseña literaria de la portada del libro *El tipo A y el tipo B*, de los doctores M. Friedman y R.H. Rosenman. Tras muchos años de estudios y observaciones de un gran número de personas sanas, estos dos investigadores americanos establecieron dos grupos entre ellas según dos tipos de conducta diferentes, y compararon después la incidencia del infarto en cada uno de ellos. A uno de esos tipos de conducta le llamaron tipo A (ver arriba) y al otro, opuesto a este, tipo B (fácil de determinar por ser lo contrario del tipo A). Al cabo de apenas tres años de observación, se comprobó que el riesgo de infarto del tipo A era 2,2 veces mayor que el del tipo B.

El estrés condiciona a los pacientes cardíacos y es un factor de riesgo más.

Estructuras de la personalidad y predisposición al estrés

En este capítulo pretendemos dar las pautas generales para hacer un «examen de conciencia» personal, a fin de que se pregunte a sí mismo, qué tipo de conducta es la que juega un papel especial en su vida.

¿Se identifica usted con el tipo A de Friedman y Rosenman? ¿Es usted también una «lumbrera de la sociedad productiva»? ¿Se identifica usted, por ejemplo, con esta clase de paciente:

COMPORTAMIENTO NOCIVO SEGÚN EL TIPO A

• Excesiva adicción al trabajo y exagerado afán de competencia.

• Sentimiento acentuado de estar siempre apremiado de tiempo.

• Estilo de vida que obliga a mantener el perfeccionismo.

• Necesidad exagerada de mantener bajo control a uno mismo y al mundo que le rodea.

• Tendencia a agotar las fuerzas en el ejercicio de la profesión.

• Intranquilidad y mucha inquietud interna y externa, agresividad acentuada y hostilidad encubierta.

• Poca capacidad de alejarse de los asuntos profesionales.

cincuenta años de edad, propietario de una pequeña empresa de fabricación de herramientas (25 empleados), deportista habitual desde su juventud? Vive según el sistema de puntuación del que es partidario incondicional el profesor Cooper, psicólogo deportivo americano. Camina a diario 20 kilómetros exactos, incluso en el día de Navidad y, después de su infarto, conduce su coche 1,6 kilómetros exactos, para recorrer ese trayecto a pie a razón de ocho minutos ida y vuelta respectivamente. La obsesión por medir el tiempo y las distancias con exactitud es típica de estas personas.

¿Cómo es posible que semejante deportista sufra un infarto? Pues porque tampoco disfruta de su actividad deportiva como si fuera un juego, sino que sólo busca «rendir» en el deporte al igual que hace en el ejercicio de su profesión, con las mismas consecuencias negativas de un estrés por exceso de actividad. De todos modos, es posible que, en este caso, el infarto haya sido pequeño y no revista mayores complicaciones, gracias a su actividad deportiva.

Sólo en el transcurso de la rehabilitación el paciente se dará cuenta de que estaba «mal programado» y ha de aprender a descubrir el lado divertido y ameno de las cosas.

Hoy es muy grande el interés general que despierta el «estrés psicosocial»; por este motivo hemos tratado ese tema con tanta amplitud. «Examen de conciencia y balance personal profundo», pueden ser muy útiles para cualquiera de nosotros.

Factor de riesgo: falta de ejercicio

La cuestión de si la falta de ejercicio es un factor de riesgo en las enfermedades coronarias, sigue siendo muy discutida en la actualidad y guarda una estrecha relación con los problemas que presentan los diferentes métodos de investigación. Es difícil definir el significado preciso de la expresión «falta de ejercicio» en cada caso particular.

Practicar algún deporte como diversión es una manera ideal de llevar una vida activa y sana.

Las ocupaciones que requieren estar sentado y, sobre todo, el disfrute pasivo del tiempo libre (ver la televisión y estar metido en casa siempre) llevan aparejadas una falta de ejercicio físico acorde con un estilo de vida personal, y es la expresión de una postura vital antideportiva y sedentaria.

Pero existen suficientes indicios para poder afirmar que entre las personas deportistas se dan muy pocos casos de enfermedad coronaria o infarto. Más aun, las complicaciones mortales en las primeras 48 horas después de un infarto son mucho más raras en las personas activas físicamente que en las que no lo son. ¡Se supera mejor y con más facilidad un infarto cuando se ha practicado deporte habitualmente!

Factor de riesgo: carga hereditaria

Es posible que haya una predisposición hereditaria a la arterio-esclerosis, lo mismo que a la hipertensión, a los trastornos del metabolismo de los lípidos y a la diabetes. Pero es difícil decidir en cada caso si se trata de auténticos factores de riesgo «genéticos» o de unas formas de conducta erróneas (como la sobrealimentación, por ejemplo), que influyen decisivamente desde los primeros años de la infancia. Pero aun cuando en una familia se hayan dado repetidos casos de infartos, no es una razón suficiente para resignarse a correr esa «suerte».

Merece la pena, pues, ser más consecuentes todavía y tratar de descubrir y establecer todos los factores de riesgo que dependen de nuestra forma de conducta.

Factor de riesgo: apnea del sueño

Algunas personas dejan de respirar literalmente cuando duermen; padecen el llamado «síndrome de la apnea del sueño». Roncan tan fuerte en la mayoría de los casos, que la musculatura de su faringe y garganta se relaja mucho y bloquea las vías respiratorias superiores. A consecuencia de ello, los pulmones dejan de recibir aire y el cuerpo sufre un déficit o falta de oxígeno. Esos paros respiratorios, de los que la persona afectada no suele percatarse, pueden tener consecuencias muy peligrosas, puesto que el corazón y el cerebro no reciben la cantidad de oxígeno necesaria.

La apnea del sueño acarrea una serie de peligros para la persona que la padece que deben ser controlados para evitar consecuencias posteriores.

La presión sanguínea baja ligeramente durante las paradas de respiración, pero se dispara súbitamente hacia arriba cuando el durmiente vuelve a respirar con libertad. También aumenta la frecuencia del pulso. Casi la mitad de los pacientes que padecen de apnea tienen presión arterial alta durante el día, como consecuencia de las subidas y bajadas de tensión durante la noche. Las personas con sobrepeso tienen una presión arterial muy alta, lo que supone una amenaza de arterioesclerosis, infarto y derrame cerebral.

Durante el día, los pacientes que sufren apnea del sueño suelen estar muy cansados, tienen dificultad para concentrarse y están de mal humor, porque a lo largo de sus fases de sueño profundo durante toda la noche se ven perturbadas por los paros respiratorios.

La persona que ronca muy alto por la noche, tiene hipertensión o padece paros de respiración, debe ser estudiada por el médico como paciente con una posible apnea del sueño. Primero se procederá a estudiar al paciente con una serie de aparatos, que registrarán las variaciones ocurridas en su función cardíaca durante el sueño. Esto se lleva a cabo en los llamados «laboratorios del sueño». Allí le medirán, con electrodos, las corrientes cerebrales, la actividad cardíaca, los movimientos de los ojos y las fases del sueño.

Una vez comprobado que el paciente sufre apnea del sueño, se le pueden aplicar diversas terapias. Los pacientes con sobrepeso tienen que adelgazar primero. En muchos casos, la enfermedad mejora cuando la bajada de peso reduce la presión sobre las vías respiratorias. En casos graves, puede ser necesario utilizar una mascarilla de respiración, además de medicamentos que estimulen la función respiratoria.

¿CÚALES SON LOS FACTORES DE RIESGO DE SU PERFIL?

Toda la información obtenida debe ser aplicada a su situación personal y servirle para responder a estas preguntas:

- ¿Tengo algún trastorno del metabolismo de los lípidos?
- ¿Cúal es mi nivel de colesterol en sangre?
- ¿Cúal es mi nivel de triglicéridos en sangre?
- ¿Qué valores tengo de HDL? ¿Y de LDL?
- ¿Cuándo ha sido la última vez que me han medido esos valores?
- ¿Tengo exceso de peso? ¿Cuál es mi peso normal y el «ideal»?
- ¿Tengo una diabetes (oculta)?
- ¿Tengo mi tensión arterial alta, o normal? ¿La controlo?
- ¿Soy fumador? ¿Cuántos cigarrillos fumo al día? ¿ Cuántos cigarrillos diarios he llegado a fumar y cuándo?
- ¿Cómo está mi factor de riesgo «falta de ejercicio»? ¿Puedo calificar mi estilo de vida como deportivo o como no deportivo? ¿Cuántas horas semanales me mantengo activo físicamente? ¿Menos de dos horas?
- ¿Conozco algún caso de infarto, hipertensión, diabetes o hipercolesteremia en algún pariente consaguíneo?
- ¿Estoy sometido a un estrés psicosocial más fuerte de lo normal? ¿Soy una «lumbrera de la sociedad», un tipo A?

No todos los factores de riesgo mencionados anteriormente en este cuestionario tienen la misma importancia ni peligrosidad. Por eso, no hemos propuesto un sistema de puntuación para obtener su perfil de riesgo personal. La importancia que cada factor de riesgo tiene en su vida, sólo la puede aclarar y valorar un médico que le conozca bien.

Después del infarto

Por lo general, el médico de urgencias al que se ha llamado ante la sospecha fundada de una angina de pecho o un infarto, ordenará un tratamiento hospitalario. Una vez allí, el médico de turno le hará una serie de preguntas y le efectuará un reconocimiento general, para realizar después un electrocardiograma (ECG) y un análisis de sangre.

Si la sintomatología descrita induce a pensar que existe una angina de pecho persistente o en la presencia de un infarto, o se detectan anomalías a través del ECG y de los análisis de sangre, es habitual que el paciente sea ingresado en la unidad coronarias o en la de cuidados intensivos (UCI), con el diagnóstico de infarto agudo de miocardio.

A las pocas horas se repetirá de nuevo el ECG y los análisis de laboratorio para determinar la evolución. Al mismo tiempo se introduce en la vena un catéter de plástico elástico, para poder suministrar a través de él los medicamentos necesarios en el sistema circulatorio.

Se suelen poner anticoagulantes (heparina y ácido acetilsalicílico), analgésicos y cardiotónicos (nitratos y, en su caso, bloqueadores beta), para aminorar el dolor del pecho.

Son diversos los procedimientos terapéuticos que se pueden emplear en caso de que se produzca la confirmación de un infarto: la trombolisis, que permite eliminar un coágulo de sangre mediante medicamentos, o la dilatación por insuflación (ver PTCA), que permite la dilatación de los vasos coronarios ocluidos. La PTCA es un procedimiento muy eficaz para conseguir la reapertura de los vasos coronarios, pero sólo disponen de ella las clínicas con laboratorio de cateterismo dispuesto siempre a entrar en acción en cualquier momento.

Lo habitual, cuando no hay posibilidad de una PTCA, es utilizar la trombolisis.

En la unidad de cuidados intensivos del hospital

Trombolisis

Una de las causas de infarto más frecuentes, es la formación de un coágulo de sangre en un vaso coronario ya estrechado. Este hecho puede interrumpir totalmente el flujo sanguíneo hacia los tejidos miocardíacos correspondientes. La aportación de medicamentos (los llamados trombolíticos como, por ejemplo, estreptocinasa, urocinasa, r-tPA y otros) posibilita la disolución de ese coágulo en el menor tiempo posible y, con ello, el restablecimiento del flujo sanguíneo.

Si se piensa que bastan unos pocos minutos de interrupción aguda del flujo sanguíneo a través de un vaso coronario, para que comience un proceso de deterioro de la musculatura cardíaca, que casi se completa de cuatro a seis horas después, se comprenderá que la trombolisis sólo tendrá sentido si se aplica dentro de ese plazo de cuatro a seis horas desde la apari-

RIESGOS DE LA TROMBOLISIS

En principio, los medicamentos suministrados están en condiciones de disolver un coágulo formado recientemente en cualquier parte del cuerpo. Así tenemos, por ejemplo, que la disolución de un coágulo, en una úlcera de estómago recién formada, puede ocasionar una hemorragia desde la úlcera al estómago.

También puede dar lugar a fuertes hemorragias en la región vesículorrenal o, en el peor de los casos, en el cerebro.

Lo más frecuente, pero también lo que menos peligro ofrece, son las hemorragias en la piel o en la musculatura.

ción de los primeros síntomas. Esa limitación muestra, una vez más, lo importante que es reducir al mínimo el tiempo transcurrido entre el comienzo de los primeros síntomas y el diagnóstico. Con la trombolisis se puede conseguir, en el 70 a 80% de los casos, volver a abrir el vaso coronario ocluido y limitar así el tamaño del infarto.

El tamaño del infarto depende, entre otras cosas, del tiempo que pase hasta la reapertura del vaso.

El tamaño de la zona afectada por el infarto depende directamente, entre otras cosas, del intervalo de tiempo que pase entre la oclusión aguda y la reapertura del vaso coronario obstruido.

Dilatación por insuflación

Otra terapia posible es la dilatación por insuflación, también llamada *Percutane Transluminale Coronar-Angioplastie* (en abreviatura, PTCA), es decir, Angioplastia Coronaria Transluminal Percutánea. En el 90% de los pacientes se logra abrir enseguida el vaso ocluido y restablecer el flujo sanguíneo regular.

La PTCA aguda es aplicable a casi todos los pacientes, salvo unas pocas excepciones, siempre que esté disponible. Tiene una gran ventaja informativa: muestra de inmediato el estado general de los vasos coronarios del paciente después de la intervención, que es un dato muy importante para la planificación de la terapia posterior.

La tasa de complicaciones condicionadas por la terapia con PTCA aguda es mucho menor que con la trombolisis. La ventaja principal de la dilatación por insuflación respecto a la trombolisis estriba en que con la PTCA se consigue un tratamiento definitivo del vaso, mediante la supresión tanto del coágulo como del estrechamiento arterial.

Es cierto que con la trombolisis se elimina el coágulo, pero no se modifica en nada el estrechamiento arterial que existía previamente, punto de partida de la formación del coágulo.

La PTCA aguda, lo mismo que la trombolisis, sólo tiene sentido si se aplica dentro de las primeras cuatro a seis horas después del infarto.

Después del infarto: peligros y complicaciones

Como sabemos, el infarto lleva consigo un deterioro más o menos grande de los tejidos miocárdicos. Si afecta de repente a una gran parte de la musculatura, entonces puede dar lugar a una insuficiencia cardíaca aguda, acompañada de retención de sangre en los pulmones (edema pulmonar) o fallo de todo el sistema circulatorio (*shock*). Para evitar ésto, es importante aplicar enseguida los procesos terapéuticos mencionados.

Dependiendo del tamaño de la zona afectada, un infarto puede llegar a producir una insuficiencia cardíaca aguda.

Pero si ya se aprecian síntomas de insuficiencia cardíaca en el paciente, el médico tendrá la oportunidad de suministrarle -en la Unidad de Cuidados Intensivos- aquellos medicamentos que aumenten la potencia cardíaca, y poner los medios apropiados para combatir el edema y reducir la sobrecarga del corazón. En principio, la insuficiencia cardíaca aguda provocada por el infarto crea una situación de peligro muy grave, hasta el punto de poner en juego la vida del paciente si persiste el fallo del bombeo cardíaco.

TRASTORNOS PELIGROSOS DEL RITMO CARDÍACO

En casi todos los infartos aparecen trastornos del ritmo cardíaco en forma de latidos adicionales fuera de lo normal que, por lo general, no suponen mucho peligro para el paciente. Sí son peligrosas las llamadas **bradicardias** (el corazón late demasiado despacio), producidas por los bloqueos de los circuitos conductores de la excitación eléctrica del corazón, y las llamadas **taquicardias** (latidos cardíacos demasiado rápidos, fibrilación ventricular ..., que alteran por completo toda función cardíaca). Esos trastornos pueden llegar a ser mortales si no son tratados de una manera inmediata.

El médico de urgencias, o el que trata al enfermo en el hospital, dispone también de otros medios para tratar enseguida los graves trastornos del ritmo que acompañan a la deficiencia cardíaca. Si el corazón late demasiado despacio, se puede intentar acelerar el pulso con medicamentos.

Si no se consigue así, se podrá introducir un catéter delgado en una vena y conducirlo hasta el ventrículo derecho del corazón, para proceder entonces a la excitación externa del corazón (catéter marcapasos).

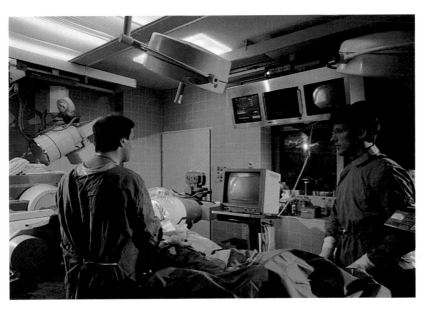

En la Unidad de Cuidados Intensivos (UCI), los médicos disponen de medios técnicos y de medicamentos que pueden salvar la vida del paciente que ha sufrido un infarto.

Una vez que el corazón haya recuperado un ritmo de latido relativamente normal y sostenido, bastará con extraer el catéter marcapasos a través de la vena.

También hay medicamentos para el tratamiento de los trastornos rápidos del ritmo cardíaco, pero suele ser necesario un electroshock externo para el restablecimiento del ritmo necesario. Si el paciente sigue consciente durante ese grave trastorno rítmico (lo habitual es que se pierda el conocimiento cuando el cerebro no recibe oxígeno suficiente durante poco tiempo), se le suele aplicar anestesia antes del electroshock.

Pero no nos engañemos: a pesar de todos los medios de que dispone la medicina intensiva y de los muchos progresos en el tratamiento del infarto, el infarto sigue siendo una enfermedad muy grave, de la que hoy en día continúa muriendo uno de cada tres pacientes. La mayor parte de ellos en las primeras 24 horas, casi siempre antes de ser ingresados en el hospital.

Cuerpo y salud

El infarto

El proceso posterior

En la unidad de hospitalización

Nada más abandonar la UCI, se acabará el reposo obligatorio en la cama y se iniciará una terapia de ejercicios físicos adaptada al tamaño del infarto y al estado general del paciente. Por término medio seguirá siendo necesario un tratamiento hospitalario de unas dos a tres semanas.

Al final del período de estancia en el hospital se acostumbra a hacer un ECG de resistencia y decidir si es aconsejable entonces y si se puede realizar sin ningún tipo de riesgos una angiografía coronaria, necesaria casi siempre en los pacientes que hayan sido tratados con trombolisis.

Después de la estancia en el hospital

El infarto agudo suele ser el primer contacto de muchos pacientes con su enfermedad coronaria, y la causa de que muchos de ellos ingresen en un hospital por primera vez. Un cúmulo de nuevas experiencias, pensamientos y cambios en sus condiciones de vida, e incluso problemas de reincorporación al trabajo, han invadido al paciente durante las cerca de tres semanas de duración del tratamiento.

Un infarto supone una ruptura con el estilo de vida que se llevaba hasta entonces y esto exige un replanteamiento del tipo de vida.

Junto a los problemas puramente médicos que es preciso solucionar, también surgen muchas otras cuestiones que afectan al ámbito personal del paciente.

Dada la escasez de tiempo y de personal que afecta a casi todos los hospitales, no es factible preparar al paciente del modo que sería de desear, para ayudarle así a afrontar los problemas diarios que va a tener y a incorporarse a una vida activa con limitaciones. Una solución a esta situación puede ser aprovechar la oferta de un tratamiento curativo de integración (→ rehabilitación), donde el paciente, después de un tratamiento adecuado en una clínica especializada en enfermedades coronarias, recibe un tratamiento medicamentoso y una preparación dirigida expresamente a los problemas que plantea esta nueva situación en su vida.

¿Cuál es la reacción psíquica ante un infarto?

Muchos enfermos coronarios sufren profundas depresiones después de un infarto. La causa es un miedo existencial, que el paciente no se confiesa a sí mismo ni al médico. Desde luego que la toma de medicamentos antidepresivos puede estar indicada provisionalmente. Pero ése es un tema que cada paciente debe tratar con su médico. También hay depresiones ocultas (las llamadas «larvadas») que se manifiestan acompañadas de síntomas físicos, que tienen poco que ver con el estado de tristeza, abatimiento y falta de ánimo que se espera en estos casos. Lo mejor es que usted intente hablar con su pareja sobre sus miedos y su estado de ánimo decaído. Sería peligroso actuar aquí según el lema de que «lo que no está permitido, está prohibido». La forma y manera en que cada uno describe sus dolencias cardíacas ya es un indicio para el cardiólogo, porque muchos enfermos coronarios tratan de ocultarlas a base de intentar minimizarlas.

Las reacciones psicológicas ante un infarto pueden ser muy diferentes dependiendo de las personas.

Esa inclinación a mentir va estrechamente unida a otra tendencia no menos peligrosa: la supermotivación (en el deporte, por ejemplo). Esas «lumbreras de la sociedad del rendimiento» son las que pretenden demostrar al mundo que les rodea que vuelven a estar «a pleno rendimiento» después de un infarto.

En Honolulu (Hawai), incluso hubo una institución que se dedicaba a atender a enfermos de infarto que querían participar en una carrera de maratón. No es desacertado calificar esa postura como una «mentira existencial».

¿Quién reacciona «correctamente»?

El mero hecho de utilizar la palabra «correctamente» entre comillas, debe recordarle que es difícil dar aquí una receta que sirva de panacea para todos. Tendrá que ser muy distinta para

Cuerpo y salud

El infarto

LA DEPRESIÓN ELEVA EL ÍNDICE DE MORTALIDAD

Un estudio realizado en el año 1993 por el grupo de investigación americano de Freasure Smith y sus colaboradores, comprobó que el 16% de los pacientes de infarto tenían una clara tendencia a la depresión, y que entre éstos se daba un índice de mortalidad cinco veces superior al de los no depresivos, con independencia del tipo de infarto en sí.

aquellos que tengan una tendencia especial a falsear y esquivar la realidad, que para los que estén a punto de caer en una depresión en la que se sienten hundidos y de la que no ven salida alguna. El enfrentamiento con una muerte posible despierta en nosotros un sentimiento de miedo, aun cuando tratemos de encubrirlo e incluso disimularlo ante nosotros mismos. Todo el que ha sufrido un infarto se pregunta, unos días o semanas después de haber pasado todo, qué sentido tiene la vida actual y la futura.

Un infarto marca un punto de inflexión en la vida del paciente pero no por ello se debe renunciar a seguir manteniendo una calidad alta de vida.

En los últimos días de estancia en la UCI, y a más tardar en la clínica de rehabilitación, -o cuando ya lleva varios días en casa-, todo paciente de infarto vive una fase en la que el miedo a la muerte es sustituido por el miedo existencial que se basa en la pregunta: «¿Qué voy a poder hacer a partir de ahora?»

Oportunidad de un nuevo comienzo

Quien no eluda esta cuestión y se la plantee abiertamente tiene, según nuestra experiencia, una magnífica oportunidad para comenzar una nueva vida feliz a partir del infarto. Claro que habrá de tener el valor de «reconocer sus pecados», de «retirarse al desierto», o como se quiera llamar a esa fase de meditación interna y de aislamiento creativo.

Porque el infarto es más que una «avería de nuestro automóvil vital», acelerada por el mucho tiempo de falta de mantenimiento por parte de nuestro «mecánico».

Se trata, ante todo, de un acontecimiento que marca un hito en la historia de una vida humana. Y hay muy buenas razones para afirmar, como hizo un cardiólogo holandés, que los problemas que se plantean y que hay que resolver después de un infarto «están más en el cerebro que en el corazón».

Ojalá pueda contar usted con la ayuda de su pareja o de un médico, para compartir esa difícil experiencia con una visión más positiva de la vida.

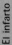

Angioplastia coronaria transluminal percutánea y operaciones de *by-pass*

Cuando una angiografía coronaria indica la existencia de estrechamientos en uno o varios vasos coronarios, se plantea de inmediato la cuestión de elegir la mejor terapia posible. Hoy se sigue recomendando una operación de by-pass en los casos en que se ven afectados todos los vasos coronarios, y es inevitable hacerlo cuando el estrechamiento afecta a toda la rama principal. Un *by-pass* consiste en implantar un trozo de vaso sanguíneo que se lleva desde la aorta hasta la parte de los vasos coronarios situada detrás de los estrechamientos u oclusiones, para puentear así el vaso coronario afectado.

Pero si «sólo» se trata de uno o dos vasos afectados, y dependiendo de la localización y de la naturaleza del estrechamiento, existe la posibilidad de una dilatación con catéter insuflador.

En casos especiales, puede realizarse también cuando son tres los vasos afectados. Pero la dilatación no sólo es posible en los vasos coronarios originarios, sino también en los *by-pass* estrechados. La insuflación se encarga de comprimir contra la pared arterial los sedimentos causantes de los estrechamientos de los vasos coronarios.

Dilatación por insuflación (angioplastia)

El principio de la dilatación por insuflación o PTCA (*percutane transluminale coronar-angioplastie*) es el siguiente: por el interior de un catéter intravascular se desliza, hasta el lugar donde está el estrechamiento del vaso coronario, un segundo catéter que dispone de un globo hinchable en su extremo. En el estrechamiento (estenosis) se procede a hinchar ese globo con ayuda de un líquido, con lo cual se comprimen los sedimentos contra la pared arterial. El número de pacientes tratados así se ha incrementado mucho en los últimos años.

La intervención se considera un éxito y se da por completamente terminada cuando la estenosis de la sección del vaso es reducida por debajo del 50 %. Por lo general, la circulación sanguínea no se ve afectada por los estrechamientos «residuales» de menos del 50 %.

¿Cómo funciona la dilatación por insuflación?

Al igual que en la angiografía coronaria, el médico introduce un catéter conductor a través de la aorta desde la ingle o desde la flexura del codo, hasta los vasos coronarios. Una vez que ese catéter está bien colocado, se introduce un segundo catéter a través de él hasta que alcance la estenosis del vaso.

En ese momento se hincha a presión el globo que estaba plegado, hasta que tenga un diámetro igual al de la sección del vaso cuando estaba sano, con lo cual se comprimen los sedimentos de cal, lípidos y componentes sanguíneos contra la pared arterial aumentando el diámetro del vaso sanguíneo.

A través de un catéter conductor, el médico conduce el catéter de insuflación hasta el estrechamiento de la arteria y lo traspasa.

Cuando el globo se halla situado directamente en el estrangulamiento (estenosis), se le hincha para comprimir los sedimentos de la pared de la arteria.

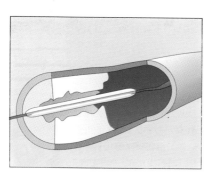

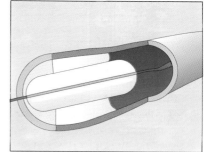

Perspectivas de éxito de la dilatación por insuflación

Esta intervención suele tener éxito en el 95% de los casos, es decir, se dilata el vaso y no suelen presentarse ningún tipo de complicaciones posteriores.

La intervención no tiene éxito en un 3% de los casos; y hay que interrumpirla al no poder ensanchar lo bastante la estenosis, pero no se suelen presentar otras complicaciones. La causa más frecuente es que el estrechamiento suele ser demasiado grande y el catéter conductor o el segundo catéter no pueden pasar a través de él.

En esos casos hay que pensar en una operación de *by-pass* como terapia alternativa. Por el contrario se suelen presentar complicaciones de distinta gravedad solamente en el 5% de todas las intervenciones.

Riesgos de una dilatación por insuflación

Hay que tener en cuenta que puede darse, durante la realización de la intervención, un 2 o 3% de casos de oclusión aguda o de infarto si no se consigue una rápida reapertura del vaso que se está tratando.

Una operación de *by-pass*, para evitar un infarto en caso de oclusión aguda del vaso tratado, sólo será necesaria en el 2 o 3% de los pacientes tratados.

¿QUÉ ES UNA RECIDIVA?

Debe tenerse en cuenta que una estenosis que antes ya ha sido ensanchada con éxito, puede aparecer de nuevo en uno de cada tres casos y dentro de los seis primeros meses. Los médicos llaman a esta recaída «recidiva».

Esas recidivas pueden ser tratadas (y de hecho así se hace generalmente) con otra dilatación por insuflación con perspectivas de éxito muy buenas.

Stent: un refuerzo para la arteria

Cuando las arterias ya se han ablandado o son tan elásticas que se vuelven a estrechar inmediatamente después de haber sido dilatadas, pueden reforzarse con un *stent:* un enrejado de acero que se monta plegado sobre el catéter de insuflación. Una vez introducido en la estenosis, se hincha el globo, se extiende el *stent* y éste queda encajado como refuerzo de la pared interna del vaso.

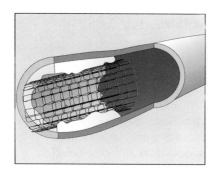

El *stent* refuerza la arteria por dentro, como si fuera un corsé de alambre.

El *stent* está construido de manera que conserva su forma después de haberse extendido y refuerza el vaso como un corsé de alambre que permanece dentro de él sin obturar la luz. A los pacientes se les suministran medicamentos anticoagulantes hasta que el *stent* se integra con las estructuras del vaso, con el fin de prevenir la eventual formación de coágulos en las inmediaciones del refuerzo.

Comparación entre la PTCA y la operación de *by-pass*

La ventaja esencial de la dilatación por insuflación es que la intervención resulta mucho menos compleja y trae muchas menos complicaciones para el paciente que la operación de *by-pass*. Así se explica que tanto el índice de mortalidad, durante o después de la intervención, como el índice de paros cardíacos e infartos sean menores aún que en el caso de la operación de *by-pass*.

Las dilataciones por insuflación, nada complicadas y técnicamente fáciles, suelen finalizar con éxito al cabo de 20 o 30 minutos. El paciente se recupera de una PTCA con el máximo de rapidez y se le suele dar de alta, en «plenas condiciones físicas», después de uno o dos días.

Además, una insuflación arterial puede efectuarse varias veces en un mismo segmento vascular, mientras que una operación de *by-pass* sólo se puede repetir en situaciones muy limitadas. Una desventaja esencial de la insuflación es el número relativamente alto (un tercio de los casos, en el plazo de seis meses) de recaídas.

Variantes de la dilatación por insuflación

En los últimos años se han realizado numerosos intentos por introducir modificaciones en el proceso de la dilatación por insuflación, ya sencillo de por sí: con taladro (rotablador), láser o mediante la arteriotomía. Pero, en esencia, todos esos procedimientos alternativos se basan en el mismo principio: llevar un instrumento hasta la zona donde está el estrechamiento de un vaso coronario, valiéndose de un catéter que se desliza a través de otro catéter o hilo conductor.

El **taladro** o **rotablador** consta de un catéter que lleva en el extremo una broca de 1,25 a 2,5 mm de diámetro. La cabeza del taladro gira a una velocidad de 180 000 revoluciones por minuto a través del estrechamiento de la arteria coronaria y abre un canal por el que se puede introducir después un catéter de insuflación normal.

El **catéter láser** lleva un emisor de rayos láser en el extremo, en lugar de un taladro. Con la ayuda del láser se puede eliminar el material que ocasiona el estrechamiento, de manera que queda abierto un canal muy limpio y homogéneo en el segmento vascular estrechado. El tratamiento con láser suele requerir también una insuflación posterior.

La llamada **arteriotomía** se realiza con un catéter que lleva en el extremo un objeto cortante giratorio, que corta de forma regular el material causante del estrechamiento y lo empuja hasta un pequeño depósito situado en la misma punta del catéter. Por tanto, en este caso, es el mismo catéter el que se encarga de extraer el material que estrechaba el vaso.

Todos los procedimientos mencionados, tienen en común que son idóneos sólo para unas zonas de características especiales. Así, los estrechamientos eminentemente calcáreos se prestan bien para el taladro, mientras que el empleo del láser está más indicado en oclusiones totales y estrechamientos muy largos. No obstante, los resultados y éxitos a largo plazo de estos procedimientos se diferencian muy poco o nada de los de la dilatación por insuflación. En lo referente a la frecuencia de las recidivas, lo cierto es que esos procedimientos alternativos no han conseguido reducirlas.

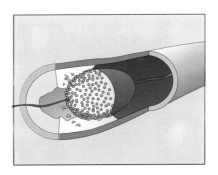

Rotablación: el cabezal del taladro construido con pequeños trozos de diamante, fresa las arterias para liberarlas de su estrechamiento.

Operación de *by-pass*

La revascularización quirúrgica (que así se denomina también la operación de *by-pass*) consiste en puentear las partes de las arterias coronarias ocluidas por la alteración de la pared arterial, mediante la colocación de unas venas de derivación colocadas entre la aorta y una porción de vaso situada detrás de la oclusión. Dichas venas se suelen extraer de la pierna o el muslo del propio paciente.

Con una operación de *by-pass* se puede mejorar la circulación sanguínea en el miocardio y la eliminación de dolencias relacionadas con un ataque de angina de pecho. Además de esto, constituye una medida preventiva contra el infarto que podría sobrevenir por el estrechamiento de un vaso en peligro de oclusión. La operación de by-pass ha conseguido eliminar las dolencias en el 90% de los pacientes.

Preparativos de la operación

El paciente tiene que ser examinado a fondo antes de practicarle cualquier tipo de operación cardíaca de cierta envergadura, con el fin de excluir otras posibles dolencias concomitantes que puedan aumentar el riesgo de la propia operación. Lo más importante es excluir las infecciones y tratar cuanto antes los focos de infección, como pueden ser los senos nasales, los dientes y las vías respiratorias, pero también la vesícula biliar, los riñones y la vejiga urinaria.

Para poder reducir al mínimo la necesidad de reservas de plasma, las medidas encaminadas al ahorro de sangre en las operaciones quirúrgicas de corazón están hoy a la orden del día. Antes de una gran intervención quirúrgica, el propio paciente puede aportar su sangre como reserva para la operación y así se le podrá administrar una autotransfusión en caso necesario. Que un paciente sea apto o no para una autodonación de sangre se decidirá en cada caso durante los preparativos de la operación.

¿HAY RIESGO DE UNA INFECCIÓN DE SIDA?

El riesgo de una infección de sida por transfusión de sangre está hoy entre 1:300 000 y 1:1000 000, es decir, muy por debajo del riesgo que puede haber si no realizamos dicha transfusión cuando es necesaria, como por ejemplo en casos de asnemias severas, hemorragias, etc.

La operación de corazón

Para poder operar los finísimos y sensibles vasos coronarios, es preciso, por lo general, que el corazón sea desconectado provisionalmente y de forma total de la circulación sanguínea para mantenerle en reposo.

Durante ese tiempo, una máquina llamada corazón-pulmón artificial velará por el correcto funcionamiento de la circulación sanguínea y de los pulmones.

EL CORAZÓN-PULMÓN ARTIFICIAL

El corazón-pulmón artificial (CPA) tiene como misión suplir la función de bombeo del corazón y asegurar el intercambio de gases en lugar de los pulmones. Para ello, se desvía hacia el CPA, a través de dos tubos finos o uno grueso, la sangre venosa que retorna desde el cuerpo a la aurícula derecha, pasando por ambas venas cavas.

Primero pasa a través del tupido filtro de un pequeño colector, donde quedan retenidos los coágulos más diminutos o las partículas sólidas, y desde allí es conducida hasta una especie de pulmón artificial, el llamado *oxigenador*. Ahí tiene lugar la saturación de la sangre con oxígeno y la eliminación del anhídrido carbónico, tal como sucede en un pulmón normal. La sangre que brota durante la operación es conducida también hasta el CPA a través de un aspirador, para ser objeto del mismo proceso de regeneración. De esta manera se consigue reducir a un mínimo las posibles pérdidas de sangre durante la intervención.

A continuación, la sangre es retornada hacia el cuerpo después de haber sido impulsada hasta la aorta, a través de un tubo, por medio de una bomba de alta precisión.

Para que el corazón se mantenga inactivo se procede a pinzar la aorta en un punto situado antes del tubo introducido. La circulación sanguínea del corazón queda interrumpida y se sustituye por una solución cardiotónica suministrada a través de las arterias coronarias. El corazón queda así paralizado. Con el fin de evitar daños por la falta de circulación normal, se somete el corazón a un enfriamiento por debajo de su temperatura habitual y se le añaden componentes sanguíneos.

La paralización del corazón permitirá determinar qué zonas son las más apropiadas para colocar un *by-pass*, y entonces se procederá a abrir una brecha de unos pocos milímetros en cada una de las arterias coronarias afectadas, y allí se sujetará, con cosidos de hilo sintético finísimo, ya sea un trozo de vena, la arteria de la pared torácica ya preparada o, en casos muy raros, un vaso artificial.

La conexión del vaso que sirve de puente puede hacerse directamente y de manera estable o mediante una abertura artificial practicada en un lateral de la arteria coronaria, de modo que un único puente abastezca de sangre a varios vasos coronarios (ver ilustración de la página siguiente). Una vez realizadas las conexiones entre arterias coronarias y puentes, se da «paso libre» a la circulación sanguínea del corazón. Éste suele empezar a latir espontáneamente, pero si no fuera así (se da en muy pocos casos), se restablecerá el ritmo cardíaco mediante un pequeño electroshock.

¿Qué riesgos existen?

Hoy en día, el riesgo de que el resultado de una operación de *by-pass* no sea el previsto es, por término medio, de un 1%, y depende esencialmente del estado de los vasos coronarios afectados y de la eventual disminución de la actividad cardíaca a causa de infartos anteriores.

Otras enfermedades coexistentes como la diabetes, las limitaciones de la función hepática o renal, las enfermedades pulmonares o los trastornos circulatorios de otras zonas orgánicas, pueden influir también en el proceso de la operación, pero, en principio, hoy día ya no suponen una contraindicación absoluta respecto a la operación, dado que se cuenta con mejores y más seguros procedimientos de anestesia, con unas técnicas operatorias más depuradas y con muchas posibilidades de realizar un tratamiento intensivo.

Si el miocardio está ya muy dañado después de haber sufrido varios infartos, no se puede esperar que una operación de *by-pass* restablezca la normalidad de la función cardíaca y, con ella, las plenas facultades del paciente. Sin embargo, la operación de *by-pass* también está indicada en esos casos, pues impide el deterioro progresivo del miocardio y, sobre todo, evita dolencias al enfermo, mejorando así su calidad de vida.

A pesar del empleo de los procedimientos exploratorios más modernos, puede ser difícil predecir el éxito de la operación en algunos casos determinados, ya que zonas del miocardio afectadas por una disminución circulatoria reciente, no se recuperan del todo hasta pasadas muchas semanas, lo que se traduce en una potencia cardíaca menor.

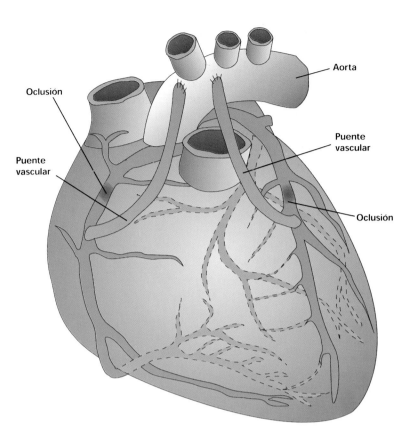

Oclusión

Aorta

Puente
vascular

Puente
vascular

Oclusión

El principio de la operación de *by-pass* es bastante sencillo: los estrechamientos de las arterias coronarias se puentean mediante vasos colaterales desde la aorta hasta la parte arterial situada detrás de la oclusión. Como puentes se utilizan pequeños trozos de vena que el médico ha extraído previamente de la pierna o el muslo del propio paciente.

La ilustración muestra dos oclusiones de arterias coronarias puenteadas por un *by-pass*: se trata de una afección arterial doble. El *by-pass* sortea la oclusión y permite que la sangre fluya de nuevo desde la aorta hasta las arterias coronarias.

Cuerpo y salud

El infarto

El tiempo inmediatamente posterior a la operación

En la Unidad de Cuidados Intensivos (UCI), el paciente respirará a través de unos tubos introducidos en las vías respiratorias. Se someterá a una observación permanente su función cardiocirculatoria y se le suministrarán, por vía intravenosa, líquidos, nutrientes y medicamentos. A medida que el paciente vaya despertando de la anestesia en la UCI, se regulará la respiración artificial para que sólo sirva de mero apoyo a la respiración propia. Se retirarán los tubos en cuanto el paciente respire con fuerza por sí mismo y esté lo bastante despierto como para reaccionar ante determinados estímulos.

A muchas personas les resulta difícil permanecer acostados de espaldas y mantenerse lo más tranquilos posible en las primeras horas y días después de una operación de esta clase. Pero así tiene que ser al principio, para no sobrecargar demasiado el esternón, después de haber sido abierto primero y vuelto a cerrar después con puntos de sutura, y para no doblar los tubos y el cable de observación. El esternón estará normal al cabo de unos tres meses.

La gimnasia terapéutica fortalecerá los músculos, y la gimnasia respiratoria periódica permitirá que los pulmones vuelvan a desplegar su volumen en el tórax. La técnica de la tos es muy importante también para facilitar la expectoración.

Cuando el paciente se haya estabilizado, será trasladado a la planta general, donde especialistas en gimnasia terapéutica le entrenarán para «sacarle a flote» de nuevo.

¿QUÉ PAPEL DESEMPEÑA LA EDAD?

El aumento progresivo de la esperanza de vida hace que la cirugía cardíaca de pacientes de edad avanzada se practique cada vez más. Hoy día, el hecho de tener una edad avanzada ya no es un impedimento absoluto para realizar una operación de *by-pass*.

Es más importante el estado general del paciente, si existen otras enfermedades o no, y, en suma, el cómo se prevé la esperanza de vida, con operación y sin ella respectivamente.

Los médicos ponen especial interés en planificar la operación de pacientes de edad avanzada de modo que resulte lo más corta y lo menos radical posible, para que pueda esperarse una recuperación y una convalecencia más rápidas. De ese modo, pacientes de edades muy avanzadas pueden ser ayudados con la perspectiva de disfrutar de una vida sin dolencias y digna.

Rehabilitación

Todos sabemos lo que se entiende por el término «tratamiento» (*terapia*): el compendio de medidas que contribuyen a la curación de una enfermedad o, al menos, de sus síntomas. Pero la rehabilitación tiene unas miras más altas.

Un concepto aceptado universalmente y que cualquier paciente comprende enseguida, dice: «la rehabilitación cardiológica afecta a todo el que padece una enfermedad cardíaca crónica, y significa para él aprender a vivir con su enfermedad».

Este proceso de aprendizaje difícil y largo, que pretende hacer del paciente un especialista en la convivencia con su propia enfermedad, requiere una asistencia muy amplia (CCC = *Comprehensive Cardiac Care*) que contemple a cada paciente en su totalidad y elimine sus factores de riesgo físicos, psíquicos y sociales. Una asistencia de esa índole sólo la puede conseguir óptimamente un equipo terapéutico interdisciplinar, en el marco de unas estructuras asistenciales específicas.

La rehabilitación tiene tres aspectos:

1º. Un aspecto físico acorde con la realidad: compensar las consecuencias irreparables de una enfermedad con el fortalecimiento y fomento de las funciones orgánicas disponibles.

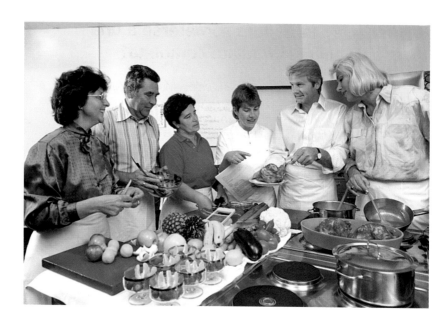

La elaboración de los alimentos es un factor muy importante de la rehabilitación. Es más ameno aprender a conocer lo que es sano y bueno para el cuerpo si lo hacemos en grupo.

2º. Un aspecto psíquico relacionado con el pasado: lograr que el afectado recupere la «dignidad de mantenerse activo».

3º. Un aspecto educativo relacionado con el futuro: la prevención secundaria o terciaria, es decir, tratar de retrasar en lo posible el avance de la enfermedad crónica.

Son muchos los que siguen opinando que la rehabilitación y el entrenamiento físico son la misma cosa. Sin embargo, el ejercicio terapéutico es sólo un aspecto más de la recuperación después de un infarto u operación de *by-pass*. Los pacientes tienen que aprender a llevar un nuevo estilo de vida (→ programa de cinco puntos), y eso sólo puede hacerse en el entorno de un equipo de terapeutas profesionales, con pacientes tan comprometidos como ellos.

Antes de decidirse por una rehabilitación cardíaca inmediata a nivel de hospital, ambulatorio o mixta en el lugar de residencia, el paciente deberá informarse sobre si la calidad del tratamiento de una rehabilitación completa está garantizada (y cómo) por un buen equipo de especialistas.

¿Adónde acudir para someterse a una rehabilitación inmediata completa?

Según las directrices de la Organización Mundial de la Salud (OMS), el paciente debe ser rehabilitado «tan pronto como sea posible, durante el tiempo necesario y de la forma más amplia» después de un infarto o una operación de *by-pass*. Nosotros contemplamos la diferenciación entre una rehabilitación inmediata estacionaria (medidas

Solicite la ayuda de especialistas para decidir qué tipo de rehabilitación le conviene más.

AHB) en clínicas especializadas, y una rehabilitación inmediata para-estacionaria en el lugar de residencia, en centros de reunión mayormente.

Durante el tratamiento hospitalario, el médico o el asistente social de la clínica hablará con usted sobre la posibilidad de incorporarse a un tratamiento curativo integrador, él mismo puede iniciar los trámites necesarios si usted está de acuerdo sobre el procedimiento para alcanzar los objetivos fijados, forma del tratamiento y duración del mismo.

Si usted está afiliado al régimen general de la Seguridad Social, todo transcurrirá con relativa facilidad, sin demasiada burocracia ni complicaciones.

Apartarse de la vida cotidiana, también contribuye al éxito del tratamiento. En una clínica de rehabilitación, ayudado por el personal especializado y un equipo de médicos especialistas en sus dolencias, es más fácil que en casa.

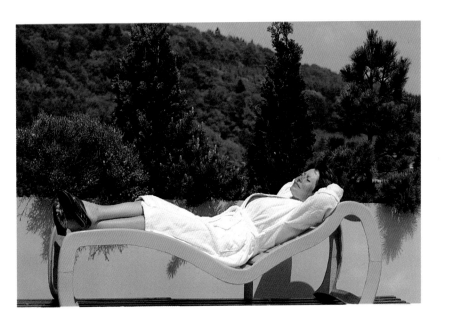

71

¿Rehabilitación estacionaria o ambulatoria?

Ocho o diez días después de la operación el paciente puede trasladarse del centro de cardiocirugía a la clínica de rehabilitación. Usted mismo o sus familiares pueden acelerar los trámites necesarios si piden a tiempo una entrevista con el médico jefe o el asistente social del hospital, para hablar sobre el particular. Y solicite el envío de información acerca de la clínica de AHB o de rehabilitación, con el fin de aunar criterios y documentarse a fondo. Algunas grandes ciudades ya disponen hoy de centros de rehabilitación ambulatorios.

En una clínica de rehabilitación resulta más fácil acostumbrarse a un nuevo estilo de vida.

Una entrevista con su médico es el único modo de dilucidar si esa forma de rehabilitación es la más apropiada para usted.

Naturalmente que nosotros, como facultativos de rehabilitación que somos, no tenemos reparo en opinar que, según nuestra experiencia, una rehabilitación cardíaca ambulatoria en grupos y para toda la vida, debe anteponerse a una rehabilitación estacionaria en una clínica con todo lo que ello implica.

El duro proceso de habituarse a un nuevo estilo de vida, resulta más fácil en ese ambiente. Y de eso se trata precisamente: de que el paciente de infarto o el operado de *by-pass* aprenda a conocer y a admitir (información y motivación) lo antes posible, la forma de vida que tendrá que llevar el resto de sus días. Pero esa «chispa inicial» tan difícil resulta más fácil con la influencia y ayuda de las experiencias vividas dentro de un grupo estable. La cuestión es ejercitar la autodisciplina en el desarrollo de un plan de tratamiento medicamentoso de larga duración, en la alimentación adecuada (reducción de peso), en no fumar y en realizar unos ejercicios terapéuticos equilibrados y dosificados individualmente, para que el propio paciente sea consciente de sus posibilidades y limitaciones físicas.

Aprenderá a evaluar los síntomas correctamente y a sacar consecuencias - ¡y todo eso con un mínimo de miedo por la proximidad permanente del paciente al médico!

Además del posible temor, por pequeño que sea, al paciente no se le debe abandonar a su suerte nada más dejar el hospital, debido a la frecuente y comprensible reacción psíquica de angustia y depresión o de disimulo y represión.

Problemas de la rehabilitación en casa durante el resto de la vida

Un estudio comparativo de los éxitos alcanzados en una rehabilitación estacionaria y en otra ambulatoria, puso de manifiesto que si bien los datos de tensión arterial y nivel de lípidos en la sangre, tan importantes para la salud, bajaron notablemente con una rehabilitación estacionaria (lo que no se consiguió durante una rehabilitación ambulatoria), luego, a los seis meses

La mentalización ante la nueva situación es vital para lograr la total rehabilitación.

de que el paciente se controlara personalmente, volvieron a alcanzar los mismos valores que tenían antes del comienzo del proceso de rehabilitación.

Esto significa que el éxito de la rehabilitación estacionaria no se mantiene cuando el paciente continúa personalmente su propio tratamiento. Por tanto, se trata también de que, una vez terminada la rehabilitación, el paciente pueda estar en condiciones de desenvolverse bien en el día a día de la nueva situación en que se encuentra su vida. Todo esto conlleva:

- Introducir cambios definitivos en los factores de riesgo que se supone han contribuido a producir el infarto o han hecho necesaria la operación de *by-pass*.

Los ejercicios en el agua son un método muy eficaz para recuperar la alegría de la actividad física, y a la vez mejoran nuestro estado general de salud. Procure realizar los ejercicios siempre bajo la atenta vigilancia de los monitores especializados en rehabilitación.

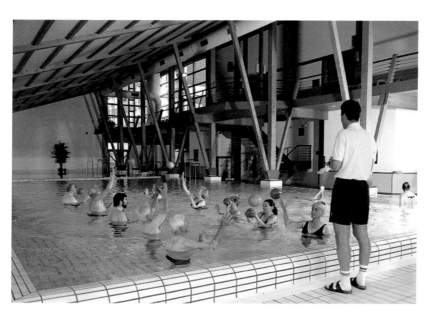

Cuerpo y salud

El infarto

- Autodisciplina para seguir a diario el plan de tratamiento medicamentoso de larga duración.
- Ser constante tanto en el seguimiento del programa individual de gimnasia terapéutica, como en el mantenimiento del nuevo estilo de vida.

Los grupos de cardioterapia ambulatoria son una ayuda vital

En 1995, algunos países como Alemania contaban ya con más de 4 000 grupos de cardioterapia ambulatoria dirigidos por médicos, que reunían, dos o tres veces a la semana, a pacientes de infarto y a pacientes operados de corazón, para hacer gimnasia juntos, caminar, jugar a la pelota, relajarse y mantener charlas médicas en grupo. En caso necesario, estos grupos cuentan también con la asistencia de psicólogos, asistentes sociales o asistentes dietéticos.

Los grupos de cardioterapia ambulatoria le permiten refrescar los conocimientos adquiridos sobre el cambio del estilo de vida.

El resultado de tales encuentros asegura también el apoyo mutuo entre los congregados, y eso tiene un valor incalculable para prolongar la vida y mejorar su calidad, tal como se ha demostrado a través de muchos estudios. Las horas de reunión son como un curso semanal para repasar todo lo aprendido en la rehabilitación respecto al cambio de estilo de vida. Estudios recientes han demostrado que los participantes en estos grupos de cardioterapia ambulatoria tienen una esperanza de vida mayor que la de los no participantes.

¿Dónde hay grupos de cardioterapia?

Esos grupos suelen estar organizados y preparados por clubes deportivos, pero también pueden organizarlos las universidades, las asociaciones deportivas para disminuidos físicos o también se pueden organizar a nivel privado. Diríjase a esos centros para recabar información sobre el particular.

El infarto en las mujeres

«El infarto es cosa de hombres», eso dicen las creencias generalizadas; las mujeres tienen otras dolencias: las propias de mujeres. Esta opinión, o muy parecida, es muy frecuente entre los legos, e incluso estaba muy extendida en los medios competentes hasta hace unos pocos años.

Pero por desgracia no es así. Es cierto que, hasta cierta edad, el número de mujeres afectadas de infarto es mucho menor que el de hombres, por lo que se puede asegurar que el sexo masculino domina en la escena de los fallos cardíacos. Pero en edades más avanzadas se puede comprobar que las enfermedades cardíacas son también causa de muerte frecuente entre las mujeres. Las mujeres suelen sufrir su primer infarto 10 a 15 años más tarde que los hombres. Pero están entonces en una edad, en la que el hecho de enfermar ya no llama la atención. La sociedad da más importancia al infarto de un varón de 48 años y en activo, que al infarto de un ama de casa de 65 años; aparte de que la enfermedad coronaria de las mujeres no suele manifestarse en forma de infarto agudo.

La poca frecuencia relativa con que se dan los infartos en las mujeres de cierta edad, unida a los síntomas poco característicos que presentan, contribuyó también en el pasado a que las propias pacientes e incluso los propios médicos interpretaran las dolencias cardíacas en sentido equivocado. Dicho de otro modo: hay muchas personas que sienten molestias en la región torácica, como pinchazos, dolores, palpitaciones fuertes, disnea y muchas cosas más. Pero eso no quiere decir que sean síntomas de un infarto. Muchas de ellas son naturales e inofensivas, y no necesitan tratamiento alguno.

Los síntomas de las enfermedades cardíacas en las mujeres pueden confundirse con otras dolencias.

Otras apuntan a una enfermedad de un órgano del pecho que es preciso tratar. Está, pues, justificado, que las mujeres también sean sometidas a un examen médico riguroso antes de descartar una enfermedad grave de los órganos torácicos. Si usted, mujer, tiene la sensación de que su médico de cabecera toma el asunto a la ligera y da poca importancia a las dolencias, hable con él abiertamente.

Expóngale sus dudas y, en último extremo, exija un examen médico. Pero acepte también el resultado del mismo si dice que no es nada grave. Hoy en día, la mayoría de los médicos son partidarios de no ocultar nada al paciente, de decirle toda la verdad. Con el aumento del número de infartos en mujeres jóvenes en los últimos años, ha aumentado al mismo tiempo la concienciación y los conocimientos respecto a la incidencia de la enfermedad coronaria en las mujeres, lo que, a su vez, ha contribuido a aclarar bastante las diferencias de sintomatología respecto al sexo masculino.

¿Late de distinto modo el corazón de la mujer?

Como ya se ha explicado, las mujeres suelen sufrir -por término medio- el infarto a mayor edad que los hombres. Por esto mismo, cuando lo sufran, tendrán más enfermedades coexistentes por el hecho de tener más edad. Por esto, el proceso patológico del infarto suele ser más complicado en las mujeres

SÍNTOMAS DE UNA ENFERMEDAD CARDÍACA EN LA MUJER

• Angina de pecho.
• Insuficiencia cardíaca.
• Otras dolencias asociadas claramente con el infarto agudo y supeditadas, por tanto, a un diagnóstico definitivo.

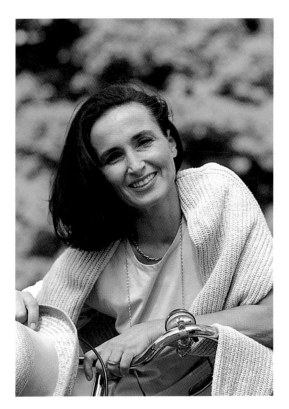

Muchas mujeres tienen que aprender a autovalorarse y a tomar en serio su salud. Las charlas en grupos en una clínica de rehabilitación, pueden servir de ayuda al respecto.

que en los hombres. También los exámenes médicos y las operaciones cardíacas presentan unos índices de complicación ligeramente mayor que en los hombres. Pero no por eso tiene que cundir el desánimo entre las mujeres después de un infarto. Es un hecho incontestable, que las posibilidades de futuro después de un infarto son las mismas para hombres y mujeres de la misma edad.

Es, pues, muy importante, que también a las mujeres afectadas se les hagan todos los exámenes médicos posibles y se les apliquen todos los métodos de tratamiento disponibles. No hay ninguna razón, ni médica ni moral, que justifique el retraimiento de las mujeres infartadas frente al empleo de estos métodos y a las medidas de rehabilitación.

Mujeres en rehabilitación

Las mujeres que se sienten responsables del bienestar de la familia, no suelen tener un momento de reposo en casa. Es mucho más fácil interrumpir o reducir actividades profesionales fuera de casa, que desatender las labores del hogar.

Las increíbles exigencias del ambiente doméstico y las que se imponen a sí mismas las amas de casa, hacen que, al cabo de muy poco tiempo, vuelvan a realizar sus labores al viejo estilo. Se privan así de la posibilidad de una rehabilitación global -a la que también tienen derecho las amas de casa- con cuya ayuda mejoraría su propio estado de salud y su forma de conducta, se abrirían nuevas perspectivas de futuro y, como consecuencia, si fuera necesario, se introducirían cambios fundamentales en su estilo de vida.

Todo esto es válido también para mujeres sin familia, porque se sentirán motivadas por un grupo de personas afectadas como ellas, lo que redundará en su beneficio personal.

¡Participe en un programa de rehabilitación!

Al igual que los hombres, las mujeres pueden obtener beneficios físicos y psíquicos con un programa de rehabilitación constructivo. Asimismo se comprende que las mujeres de edad no se atrevan a participar en un programa de rehabilitación y gimnasia terapéutica en grupo. Al fin y al cabo, desgraciadamente para ellas, no suelen estar acostumbradas a formar parte de un grupo mixto. Y, sin embargo, un programa de rehabilitación tiene mucha más importancia para las mujeres en particular.

Durante la estancia en una clínica de rehabilitación además se puede hablar con los médicos y los psicólogos sobre los problemas, preocupaciones y miedos típicos, algo que las mujeres tal vez no hayan tenido ocasión de hacer antes con sus parejas y familiares.

Factores de riesgo: diferencias entre mujeres y hombres

Conocer los factores de riesgo es mucho más importante en las mujeres que en los hombres. ¿Por qué? Sabemos que las mujeres tienen una protección relativa antes de la menopausia, por su situación hormonal natural, razón principal de la poca incidencia del infarto en las mujeres jóvenes.

Las hormonas femeninas protegen contra el infarto, pero no de manera segura y absoluta. Existe la sospecha, a raíz de investigaciones científicas recientes, de que esa protección puede dejar de ser efectiva si aparecen otros factores de riesgo que lleguen a ser suficientemente fuertes y si ya existe una cierta predisposición al infarto.

De cualquier modo, las mujeres de mediana edad y de edad avanzada que han tenido un infarto, suelen tener una calcificación coronaria leve y unos factores de riesgo muy selectivos, como fumar, hipertensión o falta de ejercicio. En la práctica, ésto tiene consecuencias de vital importancia para las mujeres: cuanto más avanzada esté la enfermedad coronaria, tanto más importante será corregir los factores de riesgo, ya que es mejor prevenir que curar. Cuanto menor sea la esclerosis coronaria y los factores de riesgo de las mujeres amenazadas de infarto, tanto mejores serán sus perspectivas de vida.

Pero, por desgracia, la calcificación coronaria aumenta rápidamente a partir de la menopausia y, al faltar la protección hormonal, se produce ese incremento progresivo de enfermedades coronarias tan evidente en esa etapa de la vida de la mujer. Suponemos que eso tiene que ser así, porque sólo a esa edad es cuando se iguala el número de enfermedades coronarias entre hombres y mujeres. También ha influido mucho en este hecho el que cada vez sean más las mujeres menopáusicas que presentan factores de riesgo muy arraigados y numerosos.

¿Protección cardíaca gracias a las hormonas?

Las hormonas sexuales femeninas ofrecen cierta protección contra las enfermedades coronarias. Por otro lado, se sabe que *la píldora* -un anticonceptivo hormonal- puede provocar no sólo trombosis y embolias, sino también el infarto. Y, por último, desde hace algún tiempo se habla mucho de los efectos beneficiosos del suministro de hormonas durante la menopausia.

¿Cómo se puede entender esta pretendida confusión? La explicación está en la cantidad de hormonas. Las concentraciones de hormonas sexuales que tienen lugar de forma natural durante la menstruación, causan un efecto protector y vasodilatador sobre los vasos coronarios.

No obstante los primeros anticonceptivos hormonales contenían cantidades tan grandes de hormonas, que con ellos se aumentaba la tendencia a la trombosis (formación de coágulos de sangre) en los vasos sanguíneos. Hoy la mayoría de los anticonceptivos llevan combinaciones hormonales bajas, con lo que se ha reducido el peligro de trombosis, embolias e infartos en las mujeres no fumadoras.

En la menopausia, el organismo femenino produce menos hormonas sexuales. Esto produce las conocidas molestias climatéricas, y puede conducir a la atrofia ósea y al incremento de la calcificación de los vasos coronarios.

Cuerpo y salud

El infarto

LA PÍLDORA Y EL TABACO

Como norma general, las mujeres mayores de 35 años, que además fuman y toman la píldora, tienen un mayor riesgo de sufrir un infarto, sobre todo por el hecho de fumar.

De esto se deduce que conviene dejar de fumar a partir de los 35 años de edad (¡todavía mejor si se hace antes!) cuando se está tomando anticonceptivos hormonales.

Aunque no existen aun estudios concluyentes desde el punto de vista cardiovascular, todo hace pensar que la mujer menopáusica, se beneficia del tratamiento hormonal sustitutivo, y por otra parte, dicho tratamiento, hace disminuir otras enfermedades patológicas como la osteoporosis, la atrofia de la mucosa vaginal, etc.

El proceso a largo plazo después del infarto

Diversos indicios y observaciones indican que, después de un infarto, las mujeres lo pasan peor que los hombres. Pero no hay que generalizar: muchas mujeres vuelven a vivir bien y sin dolencias después de un infarto. Pero se ha comprobado que las mujeres suelen tener más complicaciones que los hombres, no sólo en lo que a complicaciones de corazón y coronarias se refiere, sino también respecto a otros problemas de salud.

Son varias las causas de ese proceso de empeoramiento tan alarmante. Una de las más importantes puede ser la avanzada edad de las mujeres afectadas y tal vez su situación social. Las pacientes de infarto suelen ser viudas que viven solas o aisladas socialmente, lo que influye negativamente en distintos aspectos de la calidad de vida. Pero eso no explica por sí solo el proceso maligno.

Otra razón puede ser la postura que adoptan frente al infarto, muy distinta respecto a la de los hombres: una postura pasiva y resignada, mientras que en éstos se observa una tendencia a cambiar sus hábitos de vida, con intención de conseguirlo. No hay que perder de vista, que esa postura puede ser consecuencia de la poca información que suelen tener las mujeres sobre su enfermedad y las posibilidades de tratamiento.

PROBLEMAS DE LAS MUJERES DESPUÉS DE UN INFARTO

- Molestias y dolores reiterados y persistentes.
- Estancias hospitalarias más frecuentes.
- Más depresiones y estados de angustia.
- Reincorporación al trabajo más tardía.
- Vida sexual menos satisfactoria.
- Empeoramiento general de la calidad de vida.

Los objetivos de la medicina preventiva son muy claros: procurar, mediante una buena información y con medidas médicas y de rehabilitación, que las mujeres sean conscientes, antes del infarto o, a más tardar, nada más padecerlo, de las posibilidades que tienen para superar mejor su enfermedad.

¿Qué pueden hacer las mujeres?

Para las mujeres que han padecido un infarto, sirven las mismas recomendaciones que para los hombres:

- Un infarto sigue siendo una enfermedad grave; pero no tiene ni comparación con la perspectiva de una invalidez para toda la vida o incluso con una sentencia de muerte.

- Muchos hombres y mujeres infartados cambian conscientemente su forma de vida después de la enfermedad, no sólo bajo el punto de vista de la salud. También cuidan de sí mismos de forma mucho más razonable que antes.

- Pida información a su médico sobre cómo puede contribuir usted misma a que le vaya mejor. Esto significa no actuar de forma egoísta. Piense que puede haber recaídas; no tenga ningún reparo en hablar de sus dolencias, de sus temores o incluso de sus preocupaciones. No confunda las conversaciones aclaratorias con las lamentaciones. Estas últimas no conducen a nada, mientras que las charlas con personas más preparadas en este campo pueden servir a la paciente de mucha ayuda.

- Tómese en serio a sí misma. Dé tiempo al tiempo para fortalecerse y recuperar sus niveles de actividad normal. Mire a su alrededor; el ambiente en el que se mueve se beneficia también de que usted esté más fuerte y en mejor forma. De ese modo, puede «aprovechar» la enfermedad para abrir nuevas esperanzas a la vida.

Nota: En la práctica, el número de mujeres con infarto sigue siendo menor que el de hombres. Esto se debe a que tradicionalmente, los hombres se han expuesto más a los factores de riesgo, como por ejemplo el tabaco. Dado que de un tiempo a esta parte, el tabaquismo se ha extendido también entre las mujeres, la OMS (Organización Mundial de la Salud), prevee que mujeres y hombres se igualarán en cuanto al número de infartados en los próximos años.

Cuerpo y salud

El infarto

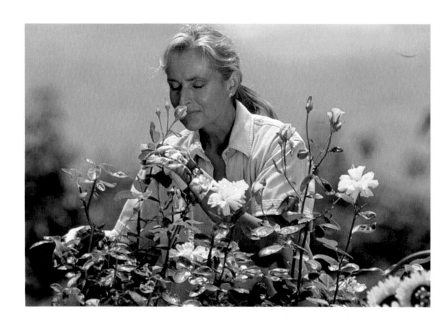

Tómese tiempo para decidir sobre sus intereses, procure planificar de nuevo su vida, no descuide sus propias necesidades y aproveche su nueva situación para tratar de ser más feliz.

Programa de cinco puntos

Este capítulo se basa en el principio: «aprender y practicar el estilo de vida que a usted le conviene». Pretende quitarle el miedo a introducir cambios de conducta en su vida, al tiempo que le da estímulos para conseguirlo. Porque el aprendizaje de un nuevo estilo de vida sólo puede tener éxito duradero si va acompañado de satisfacciones, es decir, si cada cambio molesto queda compensado con una calidad de vida mejor y con una capacidad de disfrute mayor.

Pero ya se sabe que «el espíritu es fuerte, pero la carne es débil». La calidad de una rehabilitación, tanto en la clínica como a nivel ambulatorio, sólo está asegurada si logra encontrar, después de muchas pruebas, una forma de vida adaptada a su medida: «hay que aprender para poder hacer».

Esta afirmación se basa en los resultados de investigaciones recientes, entre las que se cuenta el estudio realizado por el americano Dean Ornis, cuyos resultados, publicados por la famosa revista especializada Lancet, fueron acogidos con gran interés. En ese *Estudio cardíaco del estilo de vida* se siguieron los historiales de 48 pacientes enfermos del corazón, con edades comprendidas entre los 35 y los 75 años. A todos ellos se

EL PROGRAMA DE CINCO PUNTOS

1º: Dejar la dependencia de los cigarrillos (dejar de fumar).

2º: Dieta mediterránea (comer más verduras, hortalizas, pescado, pasta, fruta y ensaladas con vinagre y aceite de oliva; comer menos carne, embutidos y fiambres).

3º: Hacer ejercicios periódicos que sean divertidos (una hora de paseo, por ejemplo).

4º: Combatir el estrés (por ejemplo, relajarse con el entrenamiento autógeno y participar en grupos de cardioterapia ambulatoria).

5º: Seguir fielmente la terapia con la toma de medicamentos (*Compliance*).

les hizo una angiografía coronaria. A la mitad de los pacientes se les dio el tratamiento médico y medicamentoso habitual en EE UU (y en la mayoría de los países occidentales), y a la otra mitad se la instó a que cambiara su estilo de vida tal como se describe en este capítulo. Al cabo de un año, se apreciaron claras alteraciones negativas en los casos de los pacientes del primer grupo, mientras que los del segundo grupo mostraban una mejoría evidente, con independencia absoluta de la edad. Pero más impresionante todavía: habían desaparecido las anginas de pecho y demás dolencias cardíacas, y había aumentado la capacidad de rendimiento de los pacientes.

Por cierto: resultados similares a los descritos se dieron también en Alemania, en el llamado «Estudio de Heidelberg», con ese mismo programa.

El siguiente programa de 5 puntos se diferencia del de Dean Ornish en sólo dos puntos: en la recomendación de la dieta mediterránea en lugar de seguir una alimentación estrictamente vegetariana, y en la incitación a seguir fielmente la terapia medicamentosa, cuyos éxitos ya han sido demostrados fehacientemente en la actualidad.

Punto 1 del programa: no volver a fumar

El simple hecho de proponerse leer este capítulo con atención, da a entender, con cierta probabilidad, que usted pertenece al grupo de pacientes infartados o enfermos coronarios que eran fumadores antes de caer enfermos, y para los que el fumar fue causa concomitante de su infarto. El 70% de ellos dejó de fumar por completo incluso nada más ser ingresados en el hospital. Pero el 30% restante volvió a fumar al cabo de un tiempo más o menos largo.

Por los encuentros con grupos de pacientes, sabemos la profunda depresión que embarga a todos los fumadores reincidentes. Si el paciente no deja de fumar después del enorme trauma que supuso para él el infarto de hace unos meses, resultará mucho más difícil un segundo intento de abandonar el tabaco definitivamente.

Lo más fácil es no volver a echar mano de un solo cigarrillo después de la abstinencia provisional impuesta por la estancia en la UCI (y es de suponer que también durante la permanencia en el hospital). Si usted no se ha tomado en serio esta primera oportunidad, todavía tendrá una segunda durante la rehabilitación inmediata a la operación, en el llamado «proceso curativo integrado». Allí, libre de presiones familiares y profesionales, en compañía de otros pacientes con los mismos problemas, en un ambiente dirigido expresamente a la curación activa, resultará relativamente fácil la deshabituación hasta para los fumadores empedernidos.

Ayudas para dejar el hábito de fumar

- Deporte e hidroterapia de Kneipp: se sabe que el efecto de fumar es ambivalente. El cigarrillo estimula en las fases de cansancio y abatimiento, mientras que, por el contrario, relaja y serena en las fases de nerviosismo. Un efecto semejante se consigue con toda clase de ejercicios físicos y deportes, al igual que con tratamientos sencillos en el agua, lo que puede ser un gran alivio en el intento de dejar el hábito de fumar.
- Dormir: ¡sin dormir no se logra nada! ¡Y no fumar más es un gran logro! Usted asegurará el éxito si duerme bastante por la noche y, a ser posible, echa una siesta al mediodía. Si está muy cansado, echará mano del cigarrillo a la primera de cambio y volverá a caer en el viejo esquema de conducta. ¡No se ponga trampas usted mismo y evite las situaciones de

¿ESTÁ PROHIBIDO EL PLACER DE FUMAR?

Aquí sólo cabe una respuesta: ¡seguir fumando significa dejar vía libre al infarto!

En principio, y pese a que el tabaco perjudica seriamente la salud, se puede tolerar que las personas con corazón sano disfruten del placer de fumar de cuando en cuando. Al fin y al cabo, no somos de esas personas intolerantes que prohíben y condenan todo lo que causa placer. Pero tenemos que ser duros con los pacientes de infarto. Los resultados de muchos estudios lo expresan de una manera muy clara: «fumar después de un infarto, constituye un importante factor de riesgo para un segundo infarto mortal».

La dinámica en un grupo terapéutico de fumadores o tratamientos psicoterapéuticos individuales, la plena dedicación de un equipo de profesionales comprometidos, la alimentación sana y los ejercicios físicos divertidos, adaptados a las fuerzas de cada uno, son los principales medios de ayuda para hacer más llevadera la transición en el acto voluntario de dejar de fumar.

En muchos centros de rehabilitación de pacientes infartados, así como en los hospitales, y en colaboración con las instituciones públicas, se ofrecen «grupos de ayuda de no fumadores», que son un apoyo inicial muy conveniente en el segundo intento de dejar los cigarrillos de manera definitiva.

cansancio excesivo! Si es preciso, un somnífero suave podrá ayudarle a conciliar el sueño en ese período de transición.

- Amenidad: el peligro de recaída está no sólo en el cansancio excesivo o las sobrecargas, sino también en el aburrimiento. ¡Ponga amenidad en su tiempo libre! ¿Qué estrenan en el cine y en el teatro en las próximas semanas? ¿Qué conciertos y conferencias le interesan? ¡Tenga siempre un libro a mano para leer!
- Relajación: hay que mencionar dos métodos de relajación en especial: el entrenamiento autógeno y el yoga. Uno y otro pueden allanar el camino a muchos fumadores en su intento de dejar de fumar. Proporcionan un cúmulo de experiencias sobre procesos del propio cuerpo, vividos antes sólo de manera inconsciente. No es aconsejable aprender yoga o entrenamiento autógeno por el sistema «hágalo usted mismo»: es muy grande el peligro de cometer errores muy difíciles de corregir. Si no en el marco de su rehabilitación, seguro que en la universidad o en asociaciones de terapia alternativa podrá participar en un curso básico.
- Cambio de alimentación: así como es notorio que los fumadores suelen comer pocas ensaladas y frutas, está comprobado que una alimentación rica en materias primas y fibras y pobre en carnes, embutidos y fiambres, hace más fácil el dejar de fumar.
- Tome más líquidos de lo normal (previa consulta con el médico) durante el proceso de deshabituación de fumar. ¡Pero nada de alcohol! Hay quien sostiene que el alcohol es bueno para «limpiar» las células y eliminar la nicotina en ellas, o que es un sucedáneo placentero para la boca y el estómago y, de este modo, hace más fácil el hecho de dejar de fumar, pero nada más lejos de la realidad.

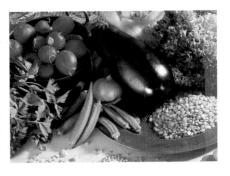

Evite un aumento de peso indeseado: coma verduras, hortalizas frescas y procúrese una ingesta de fibra suficiente.

El «consuelo oral»

Fumar es un «placer» gustativo relacionado con la boca. Algunos fumadores tienen que buscarse un placer sustitutivo mientras dura la deshabituación. ¡Lleve consigo, al principio, algo para masticar o chupar que le sirva de sucedáneo! Pero no se atiborre de chocolate, bombones, bocadillos, almendras saladas y pasteles, porque aumentará de peso en menos tiempo del que se pueda creer.

Si usted necesita un «consuelo oral», es mejor que mastique algún chicle o unas pastillas de goma sin azúcar, caramelos para diabéticos, pastillas de menta, regaliz, bombones ácidos o algún tipo de fruto seco que tenga pepitas. Los chicles o pastillas de clorofila de venta en farmacias dejan un sabor agradable y además combaten el mal aliento.

Después de cada comida puede tomar una pieza de fruta rica en vitaminas (comer una naranja, por ejemplo), pero ha de ser consciente de que lo hace en sustitución del cigarrillo que usted se fumaba antes.

¡NO A LOS LAXANTES!

Una vez haya dejado de fumar, tendrá que combatir un molesto estreñimiento. ¡Pero no se acostumbre a tomar laxantes! Echar mano de las tabletas es muy cómodo, pero con ello puede causar daños irreversibles a su aparato digestivo. La toma adicional de laxantes cuando ya se están tomando diuréticos o medicamentos hipotensores, puede provocar un grave empobrecimiento de los niveles de potasio. Es mejor cambiar los hábitos alimentarios.

Síndrome de abstinencia y cómo superarlo

Según nuestra experiencia, dejar de fumar resulta más fácil que nunca después de un infarto. La dolorosa experiencia de la enfermedad suele ser motivo suficiente para dejar el tabaco. También es más raro que aparezca el «síndrome de abstinencia» en los fumadores empedernidos.

No obstante, si se dieran dolencias que usted interpretara como «síndrome de abstinencia», tendrá que buscar un sustitutivo de esas funciones que realiza el cigarrillo y que echa en falta durante la época de transición. Tiene que procurarse, por tanto, otra forma de estímulo psicofísico (por ejemplo, hacer deporte, jugar, hidroterapia) que compense el añorado «efecto estimulante» del cigarrillo.

Pero si se siente nervioso, irritable, intranquilo y no puede dormir bien, es decir, si echa de menos el efecto tranquilizante del cigarrillo, entonces lo mejor es contraatacar con una gimnasia terapéutica adecuada, o con la práctica del yoga y el entrenamiento autógeno.

El yoga es un método de relajación muy recomendado, que puede incluso servir a muchos fumadores para dejar de fumar más fácilmente.

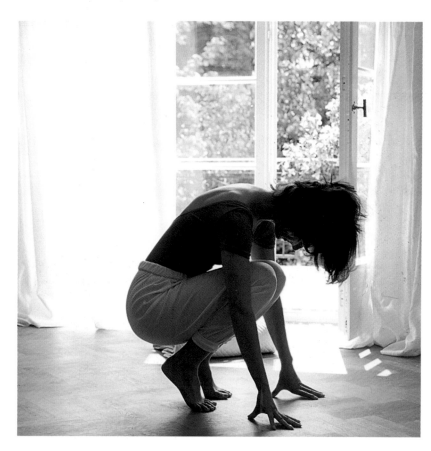

En los casos en que la dependencia de la nicotina esté muy arraigada, se pueden utilizar, en las primeras semanas, terapias con sucedáneos nicotínicos (chicle nicotínico y parches nicotínicos) que contribuyan a aliviar el trauma de dejar de fumar y a suavizar los efectos de la abstinencia. Pero esas terapias no se emplearán si se sigue fumando.

En ocasiones se puede y debe ayudar al paciente que deja de fumar con medicamentos tranquilizantes: su médico se los recetará cuando usted le describa sus dolencias. También la acupuntura y la hipnosis pueden representar una estimable ayuda transitoria en esa fase.

Punto 2 del programa: comer lo que va bien a su corazón

¿Se ha dado usted cuenta de que en el encabezamiento de este capítulo no se menciona el concepto «dieta» que, tal vez, estaba esperando? Tenemos razones muy serias para eludir aquí ese concepto que a muchos les suena a poco apetitoso, a monotonía, a prohibición y a imposición. Porque precisamente los hábitos alimentarios que la moderna ciencia de la alimentación aconseja para los enfermos coronarios, coincide casi exactamente con la llamada dieta mediterránea, es decir, con la que se acostumbra a seguir en los países que limitan con este mar, donde se dan menos infartos que en los países nórdicos. Por cierto: las dietas deportivas y de *fitness* también son cardiosaludables desde el punto de vista cualitativo.

Un ejemplo claro de lo que se puede entender por «comida de *fitness*», es la llamada «Dieta japonesa», a base de mucho arroz, pescado y verduras, y cocinadas con la utilización del wok, el utensilio universal de la cocina asiática, en el que se pueden preparar platos deliciosos con poca grasa y con un tiempo de cocción muy corto. Los alimentos conservan así su sabor y valor nutritivo en condiciones óptimas.

89

Cuerpo y salud

CONCEPTO MODERNO DE LA ALIMENTACIÓN

- Coma más verduras y ensaladas aderezadas con yogur o vinagre y aceite de oliva.
- Consuma mucha fruta fresca.
- Introduzca en su dieta más pescado y tome menos carne y grasas animales para cocinar y untar.
- Coma más patatas, arroz y pasta (sin huevo), para ingerir hidratos de carbono que son saludables a pesar de su antigua fama.
- De modo resumido: menos grasas animales y más vegetales.

El infarto

En un menú cardiosaludable también se permite beber un vasito de buen vino tinto (hablaremos de ello ampliamente más adelante) durante las comidas. Después de esta introducción, podríamos contentarnos con mencionarles una lista de revistas y libros importantes sobre alimentación. Pero vamos a comentar algunos detalles más.

Parece importante destacar que, según el *Estudio del estilo de vida californiano* realizado por Dean Ornish, se han conseguido éxitos impresionantes cuando los pacientes han adoptado una dieta estrictamente vegetariana.

Está fuera de toda duda que entre los vegetarianos se dan muchos menos casos de enfermedad coronaria que entre la población media de los países industriales de Occidente. Pero hay que mencionar también, que la inmensa mayoría de los vegetarianos convencidos no fuman ni toman alcohol. Sin embargo, es alentador comprobar que son cada vez más los pacientes que solicitan el menú vegetariano que se les ofrece en las clínicas de rehabilitación.

¿Dieta vegetariana o dieta integral?

En principio, es preferible una dieta vegetal y se recomienda una ingesta reducida de alimentos de origen animal. Sólo así es posible incrementar elementos tan beneficiosos como los hidratos de carbono y las fibras, y limitar los lípidos y el colesterol. Distinguimos los vegetarianos puros, cuya dieta está for-

La «cocina mediterránea» con sus valores dietéticos y de nutrición muy equilibrados y debido a los ingredientes empleados, es una excelente aliada para que su corazón siga funcionando de una manera perfecta.

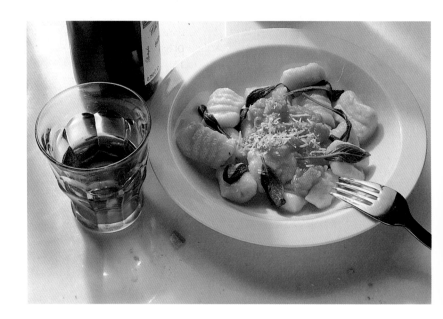

mada por productos vegetales exclusivamente, de los ovolac-tovegetarianos, que aunque llevan una dieta básicamente vegetariana, ingieren también leche y huevos, pero rechazan totalmente la carne y el pescado.

Procure que su dieta sea variada y que se incluyan en ella todos los tipos de alimentos cardiosaludables.

Se puede considerar la dieta lacto-vegetariana como parte integrante de la llamada «Alimentación integral», que no prohíbe en absoluto la ingesta ocasional de carne y pescado. Lo importante es que los alimentos estén frescos, sean lo más naturales posible y su preparación sea sencilla.

Una dieta así puede hacer las delicias de cualquier gourmet. La alimentación integral tiene una ventaja: si prefiere consumir alimentos no elaborados, evitará los ingredientes y aditivos de los productos acabados. Son perjudiciales las recetas integrales que incluyen grandes cantidades de huevos, mantequilla, nata batida y frutos secos. Porque, al fin y al cabo, la reducción del exceso de grasas es la recomendación dietética más importante en la prevención de casi todas las enfermedades que dependen de la alimentación.

Otra ventaja de la dieta integral, por su alto contenido en frutas y pan integral, es la aportación de vitaminas, sustancias minerales y fibras. Los alimentos vegetales proporcionan también sustancias secundarias saludables, así como beta caroteno, vitamina C y vitamina B, que son factores de protección.

Inconvenientes de la dieta «alternativa»

Cuanto más monótona sea la selección de alimentos, tanto más peligro habrá de una insuficiencia nutricional. La aportación de calcio, vitamina D y vitamina B2 peligra con la supresión de la leche y los productos lácteos. Prescindir por completo de la carne y del pescado significa prescindir también de los productos alimenticios que más yodo y hierro nos proporcionan, aparte de que existe la posibilidad de que se presente una carencia de cinc y selenio. Se podría prescindir en la dieta de los huevos antes que de estos productos.

Todas las ideologías dietéticas sectarias y las normas nutricionales rígidas tienen que ser observadas desde una perspectiva crítica, lo mismo que se debe evitar la aceptación total de los postulados de los llamados descubridores de «dietas milagrosas», tratando siempre de averiguar lo que realmente se oculta detrás de todo eso, que suele ser, en la mayoría de los casos, una terrible falta de tolerancia.

DIETA CARDIOSALUDABLE

Actualmente existe unanimidad sobre tres recomendaciones relativas a una alimentación razonable y a una dieta considerada cardiosaludable:

• Procure que su balance energético sea equilibrado y trate de normalizar su peso corporal.

• Si las grasas le aportan actualmente el 40% de la ingesta total de energía, redúzcalas al 30% como máximo.

• Aumente el consumo de hidratos de carbono complejos en forma de pan integral, patatas, legumbres y verduras.

Cuerpo y salud

El infarto

¡Coma con satisfacción!

Para que un cambio de conducta en la alimentación sea duradero y, por descontado, no provoque deterioros en el estado físico, es imprescindible que produzca satisfacción personal, diversión y aumento del propio bienestar.

Es mejor comer lo correcto con satisfacción, que verse obligado a prescindir de una cosa u otra a cada momento, por miedo a las calorías y al colesterol.

Comer lo que protege al corazón

El diagrama de sectores de la página siguiente muestra el significado cuantitativo de los diferentes grupos de alimentos de una dieta equilibrada y cardiosaludable. Los alimentos vegetales constituyen la base del plan de comidas. Se completan a diario con leche y productos lácteos. En cambio, la carne, el pescado y los huevos se utilizarán alternativamente en el curso de la semana: dos comidas con pescado y de dos a tres comidas con carne, a razón de 100 a 150 gramos cada una, es un buen punto de referencia. Por cierto: hoy en día la carne tiene mucha menos grasa que lo indicado en muchas tablas de valores nutritivos y es preferible al embutido.

En cuanto al sector correspondiente a las bebidas, cabe decir solamente que necesitamos ingerir unos dos litros y medio de agua diarios, de los cuales hay que beber en forma líquida al menos un litro y medio.

Lo mejor para quitar la sed es el agua corriente, agua mineral que contenga magnesio, zumos de frutas diluidos, jugos de verduras, té de frutas y leche ácida.

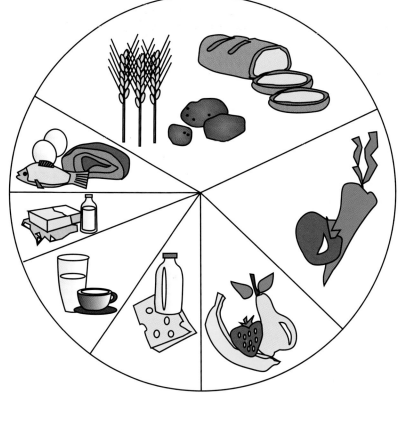

Este diagrama de sectores representa los grupos de alimentos que componen la dieta cardioprotectora, así como la parte proporcional de cada uno de ellos que debemos tomar.

Consejos para cocineros y cocineras

- Elija métodos de cocción con poca grasa: estofar, rehogar, freír en sartenes especiales que no necesitan aceite, cocer en cazuelas de barro o en el wok, asar a la parrilla. Es mejor prescindir de los rebozados y de los fritos en grasas no vegetales.
- Condimente generosamente los alimentos con hierbas frescas o congeladas.
- Respete las reglas de juego de una cocina ligera y adaptada a cada estación del año. Así podrá compaginar el placer con la salud.

¿Y qué hay del sobrepeso?

La sobrealimentación -sobre todo el exceso de calorías procedentes de grasas y alcohol- y la falta de ejercicio conducen al sobrepeso, que es, por así decirlo, la conexión central con el resto de los factores de riesgo: trastornos del metabolismo de los lípidos, hipertensión, diabetes y alto nivel de ácido úrico (hiperuricemia). El sobrepeso contribuye también a la falta de ejercicio, porque ¿a quién le gusta moverse cuando está demasiado grueso y tiene que llevar un peso adicional? Así pues, la pérdida de peso supone la salvación para todo el metabolismo y un estímulo para hacer *fitness*, con lo cual se consigue también un mayor bienestar.

Después de padecer un infarto, el perfil de riesgos mejora con cada kilo de peso perdido.

Cada kilo adelgazado después del infarto disminuye el perfil de riesgos y abre unas mejores perspectivas, porque aligera la carga del corazón y ayuda al paciente a recuperarse más deprisa. Por el contrario, el sobrepeso dificulta el trabajo cardíaco y la respiración. Visto globalmente, puede afirmarse que el corazón de una persona obesa está en desventaja, en muchos aspectos, frente al de una persona de peso normal. No le demos, pues, más vueltas: la recuperación después de un infarto tiene que empezar por la normalización del peso corporal.

¿Está usted demasiado grueso?

El *Body Mass Index* (BMI) establece los parámetros del peso; para hallarlo divida su peso en kilogramos por el cuadrado de su estatura en metros:

$$BMI = \frac{peso\ en\ kilogramos}{estatura\ en\ metros\quad (al\ cuadrado)}$$

Ejemplo: una mujer que mide 1,72 metros de estatura y pesa 63 kilogramos. Entonces, el BMI se calcula como sigue:

$$BMI = \frac{63}{1,72 \times 1,72} = 21,29$$

A título orientativo diremos que un BMI comprendido entre 20 y 25 significa peso normal; entre 26 y 30, ligero sobrepeso, que habrá de reducirse si ya hay hipertensión, trastornos del metabolismo de los lípidos o diabetes. Un BMI superior a 30 indica un sobrepeso considerable que constituye un peligro para la salud. Habrá, entonces, que pensar seriamente en quitarse de encima unos cuantos kilos.

Adelgazar y no volver a engordar

Aunque en el sobrepeso influyen los genes y el «buen aprovechamiento de la comida», lo cierto es que nadie puede acumular grasas en su cuerpo sin antes haber ingerido excesivas calorías. Pesar más de lo debido significa que se ha comido más de lo que el cuerpo necesita, sobre todo grasas.

Procure disminuir las cantidades de grasas que ingiere.

La estrategia más sana y también la de mayor éxito a largo plazo para conservar la salud de su corazón, consiste en variar el tipo de alimentación (menos grasas y alcohol, y mayor aporte de hidratos de carbono y fibras) y hacer más ejercicio.

Comoquiera que la ingesta excesiva de calorías procedentes de grasas está considerada hoy como la causa principal del sobrepeso, y que el alto consumo de grasas también favorece la aparición de enfermedades cardiovasculares, la consecuencia inmediata que se deduce de todo esto, debe ser la de reducir el contenido de grasas de la dieta diaria.

Su estrategia personal para tener éxito

Las siguientes normas básicas contribuyen a que el adelgazamiento sea un éxito:

- Con una dieta mixta, equilibrada y menos energética (del orden de 1 200 a 1 500 calorías), es decir, pobre en grasas sobre todo, usted adelgazará paulatinamente y, a la larga, también aprenderá a comer alimentos adecuados. Por cierto: cada kilogramo de grasa acumulada en los tejidos contiene unas 9 000 calorías, es decir, la energía suficiente para realizar un trabajo ligero durante tres días sin necesidad de comer.

UNAS PALABRAS SOBRE LAS DIETAS

No es nada raro que muchas personas que han probado una dieta rigurosa tras otra, vuelvan a engordar al cabo de los años. Las dietas radicales no están acordes con las exigencias del cuerpo ni de la vida cotidiana, por eso no sirven para corregir malos hábitos alimentarios ni para adoptar una conducta nutricional correcta y personal. Los programas dietéticos tradicionales se limitan casi siempre a adelgazamientos a corto plazo, sobrevalorando el hecho de perder peso con la rapidez («muchos kilos en pocos días»). El fin primordial de una dieta tiene que ser el adelgazar saludablemente, es decir, conseguir la estabilización duradera del peso en un nivel satisfactorio tanto a nivel personal como desde el punto de vista de la salud.

Cuerpo y salud

El infarto

En caso de que existan razones médicas que justifiquen un adelgazamiento rápido, se pueden sustituir las comidas por productos dietéticos, que aporten todos los nutrientes necesarios para vivir. Pero, incluso en ese caso, sigue siendo válida la premisa de que el éxito sólo será duradero si se realiza un cambio simultáneo de hábitos alimentarios. Por eso aconsejamos insistentemente sobre la necesidad imperiosa de buscar asesoramiento alimentario y acudir a cursos en grupos.

• Durante el adelgazamiento tiene una importancia especial la ingesta de líquidos en cantidad suficiente, sobre todo agua corriente, agua mineral y té sin azúcar.

• Distribuir la ingesta de comida y bebida a lo largo del día mantiene constante el rendimiento, sacia el apetito y evita los ataques de hambre. Haga varias comidas ligeras a menudo, en lugar de pocas comidas abundantes.

• Medidas terapéuticas del comportamiento, como el autocontrol de los hábitos alimentarios, ayudan en el sentido de llevar un registro de cada alimento que se ingiere. Anotar en un cuaderno todo lo relativo a la alimentación, es la manera idónea de conseguir la «dieta más barata», pues se llega así a tomar conciencia de los hábitos alimentarios.

• En lugar de prohibiciones rigurosas, es mejor actuar con flexibilidad en lo referente a los alimentos y las situaciones particulares. Busque alternativas al comer por aburrimiento o debido a preocupaciones causadas por el estrés.

Mucha fibra y poca grasa: el muesli con fruta fresca y el pan untado con requesón sacian las ganas de comer y además son alimentos sanos.

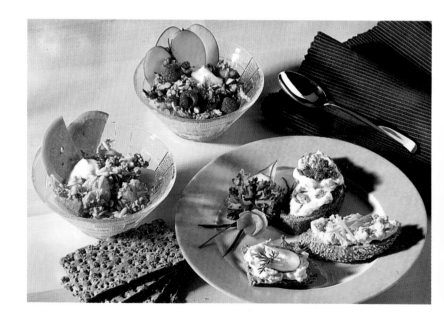

NORMAS BÁSICAS PARA ADELGAZAR CON ÉXITO

Una reducción de peso segura y de éxito duradero, tiene que cumplir los requisitos siguientes:

• Ha de ser una dieta saludable y que cubra la necesidad de nutrientes vitales: vitaminas, sustancias minerales, aminoácidos esenciales (elementos proteínicos) y ácidos grasos, fibras y agua.
• Ha de ser fácil de realizar a diario, es decir, no debe contener recetas laboriosas, alimentos exóticos ni instrucciones complicadas propias de una dieta selectiva.
• Para que el éxito sea duradero, ha de tener un «efecto didáctico» y contribuir a modificar los hábitos diarios de alimentación y de ejercicio físico.

¿Va bien un vasito de vino?

En la mayoría de los países, el consumo excesivo de grasas y alimentos grasos, con su gran contenido de ácidos grasos saturados y colesterol, produce un alto índice de mortalidad por enfermedades coronarias.

Pero no sucede así en algunas regiones mediterráneas, donde son relativamente pocas las personas que padecen esclerosis coronaria pese a comer grasas (la mayoría vegetales). Esa «paradoja mediterránea» guarda relación con el consumo habitual de vino en esas regiones. El alcohol que contiene el vino no parece ser el único factor decisivo. Más bien es el vino tinto el que protege contra la arterioesclerosis, por los muchos fenoles y taninos que contiene.

De la posible relación positiva entre el moderado consumo de vino y el efecto cardioprotector se deduce, con todas las reservas, que el consumo (alrededor de un vaso por día) de bebidas alcohólicas tales como el vino tinto tiene plena cabida dentro del marco de una dieta cardioprotectora equilibrada, siempre que se tome como estimulante, y no como alimento o medio para apagar la sed. Pese a todo, no hay que perder de vista el equilibrio de calorías.

Bebidas más fuertes como la ginebra o el brandy son tabú, porque elevan el nivel de triglicéridos y la tensión arterial. Pero no se piense que el efecto protector de los fenoles y taninos del vino tinto hace superfluos los demás alimentos protectores y las medidas dietéticas mencionadas. En el comer y en el beber tiene que darse un equilibrio entre el placer y la salud.

Por cierto: el contenido en polifenoles del té verde hace que éste actúe como antioxidante, de ahí que sea una bebida recomendada en la dieta cardioprotectora.

Punto 3 del programa:
hacer ejercicio como diversión

¿Por qué es tan importante el ejercicio físico para enfermos coronarios, incluso después de haber sufrido un infarto? Vamos a responder a esta cuestión desde un punto de vista negativo: 14 días de reposo en cama son suficientes para provocar, incluso en personas sanas, un 25% de atrofia muscular y otro porcentaje similar de reducción de la capacidad de absorción de oxígeno por parte del organismo.

Después de un descanso prolongado en la cama, las personas sanas también tienen que respirar más y su pulso se acelera para poder realizar esfuerzos físicos pequeños.

Por el contrario, con la gimnasia terapéutica se consigue (practicada en el mismo hospital, dentro de la rehabilitación) una mejoría circulatoria en los músculos esqueléticos en movimiento, mayor coordinación y menor esfuerzo en la realización de pequeñas funciones orgánicas esenciales: se habla de una adaptación «funcional».

El corazón trabaja más relajado a medida que aumenta la coordinación muscular, porque tendrá que bombear menos oxígeno y sangre hacia los músculos cuando vayan a realizar un esfuerzo, con lo cual latirá más despacio y la respiración será más sosegada también.

Así pues, el corazón mejora con la gimnasia terapéutica. Pero, como es lógico, sólo si los ejercicios están bien dosificados. Esa dosificación la hará el médico según el proceso de la enfermedad y los resultados del «diagnóstico funcional» (de la ergometría sobre todo), o según se desprenda de las observaciones en directo (pulso, aparición de dolencias o trastornos del ritmo cardíaco) durante la gimnasia realizada en los grupos de cardioterapia ambulatoria.

Ejercicios y deportes de corrección para enfermos coronarios

Son apropiados los ejercicios que sean lo más dinámicos posible, es decir, que requieran mucho movimiento muscular y duren lo suficiente (tres minutos como máximo) para lograr un efecto sobre el sistema circulatorio periférico. Las mejoras de economía y coordinación en el sistema circulatorio periférico motivan una reducción de la demanda de oxígeno de éste y, con ello, el alivio de la carga soportada por el corazón. Nunca nos cansaremos de hablar una y otra vez en contra de una teoría equivocada y que, por otra parte, está muy extendida y que dice que la gimnasia terapéutica supone una carga extra para el corazón, lo que no es cierto.

Por tanto, son recomendables todos los ejercicios de resistencia, tales como dar largos paseos, hacer excursiones a pie pero despacio, «ir al trote» (tiene que poder hablar con su compañero sin esfuerzo), andar en bicicleta (también en la estática), practicar el esquí de fondo (lentamente), correr, nadar.

El éxito de una cinesiterapia bien regulada se nota a las pocas semanas: la frecuencia del pulso y la presión sanguínea se tornan más bajas después de practicar regularmente ejercicio.

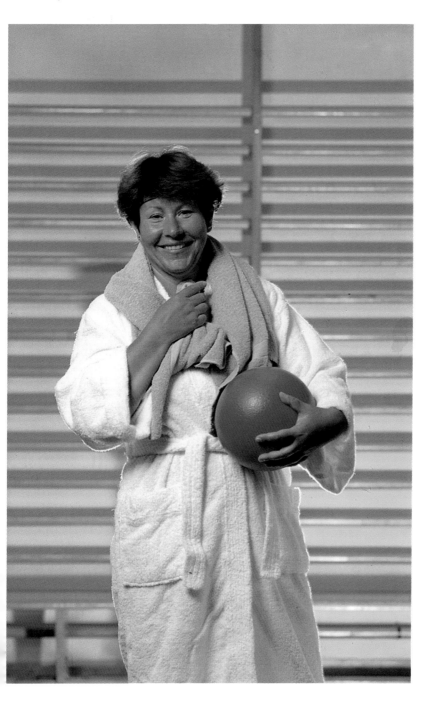

GIMNASIA TERAPÉUTICA DOSIFICADA

En las primeras semanas de pasear, hacer excursiones a pie e ir acelerando el paso hasta llegar «al trote», su pulso no debe superar las 110 pulsaciones por minuto, ni subir más tarde (según la edad), hasta las 120 como máximo en una persona de 60 años.

La bicicleta ergométrica demuestra, ya a las pocas semanas, el éxito de una gimnasia terapéutica bien dosificada: una menor frecuencia de las pulsaciones y menos subida de la tensión arterial a esfuerzos iguales.

Nadar en agua a una temperatura de entre 28 y 32 ºC es, precisamente, muy ventajoso para los pacientes de edad que tengan impedimentos ortopédicos, ya que el empuje del agua facilita cualquier movimiento.

Un esfigmómetro ceñido al pecho permite aprender a mantener la frecuencia óptima del entrenamiento al hacer excursiones a pie, practicar *jogging*, andar en bicicleta o realizar entrenamiento ergométrico. Con el paso del tiempo, la mayoría de los pacientes infartados pueden prescindir del medidor del ritmo cardíaco, porque han desarrollado la facultad de sentir la frecuencia de entrenamiento en cada momento.

¿Qué deportes no son apropiados?

No tienen ninguna utilidad para el corazón todas aquellas actividades que compriman la respiración, como levantar pesos, hacer flexiones, correr a toda velocidad, bucear o nadar con gran esfuerzo, sin olvidar el peligro que suponen todos los deportes de competición y de alto rendimiento.

Recomendar a alguien que vuelva a jugar al tenis, dependerá no sólo de la gravedad del infarto y de la capacidad de bombeo del corazón, sino también de la forma de jugar de la persona afectada, es decir, si lo hace sólo para divertirse o se lo toma muy en serio, con claro afán competitivo.

El tenis no es, por tanto, un deporte ideal para la mayoría de los enfermos coronarios. Lo mismo puede decirse de otros deportes como la bicicleta de montaña (*mountain bike*).

No hay reserva alguna contra la práctica del golf, porque el golfista principiante juega contra él mismo y no contra otro jugador al que hay que ganar.

Esquiar en sitios llanos (esquí de fondo) puede ser un buen entrenamiento complementario si se dosifica convenientemente, porque activa al mismo tiempo la musculatura de las caderas y los músculos del hombro.

Es indispensable el asesoramiento de médicos deportivos y profesores de educación física, precisamente porque cada gimnasia terapéutica tiene que ser planificada, dosificada y controlada del mejor modo posible.

Apuntarse a un centro de *fitness* puede ser problemático si se va a llevar a cabo un entrenamiento fuerte y no está dirigido por personal competente y experimentado.

Punto 4 del programa: aprender a relajarse para combatir el estrés

La relajación ocupa exactamente el polo opuesto al estrés, no solamente en el aspecto físico, el psíquico o el psicológico, sino también en el de la conducta, el pensamiento, los sentimientos e incluso el corazón y la circulación sanguínea. Un ritmo equilibrado entre estrés -o exceso de actividad y tensión nerviosa- y relajación, es beneficioso para la salud de todo organismo, tanto humano como animal.

Cuando las personas tienen cierta flexibilidad y capacidad de adaptación, pueden abandonar el ritmo equilibrado durante mucho tiempo y realizar una actividad incesante y demasiado intensa sin enfermar seriamente por ello. El deseo de combatir el estrés y llevar una vida más relajada, suele surgir cuando es inminente una enfermedad.

EFECTOS PSÍQUICOS POSITIVOS

Tan importante al menos, o incluso más significativo, que los efectos físicos son las consecuencias psicológicas que produce la gimnasia terapéutica en los enfermos coronarios.

La experiencia personal de comprobar cómo aumenta la capacidad de rendimiento físico y la ampliación del espacio vital disponible hasta entonces (con ayuda de medicamentos o sin ellos), hace renacer la confianza en sí mismo y la alegría de vivir, y ayudan a vencer ese miedo del que rara vez se habla, aunque esté presente en la mayoría de los casos. En ese aspecto, la gimnasia terapéutica constituye una forma importante de psicoterapia.

Pero el afán de superación que suele darse especialmente entre los enfermos coronarios, necesita ir acompañado de una entretenida serie de ejercicios. Porque los ejercicios físicos que se hagan cada día hay que afrontarlos con la sonrisa de una persona que se está divirtiendo.

¿Por qué es tan difícil relajarse?

Dicho de otro modo: ¿por qué hay tanta gente que vive en una situación de estrés permanente? La vertiginosa sociedad moderna parece imbuir en la cabeza de muchas personas una idea que se repite: «manténte activo en todo momento o, al menos, conserva siempre tu capacidad de reacción, porque, si no, corre peligro tu posición social; sé perfecto en todo aquello que hagas, para que nadie pueda hacerlo mejor que tú y se te adelante; manténte alerta ante posibles enemigos, de lo contrario ellos te harán daño».

Es evidente que esta manera de pensar produce tensión, y detrás de esta tensión se oculta el miedo a perder el control. Un miedo que puede ser comprensible en muchos casos, a juzgar por lo que cuentan los propios afectados respecto a acontecimientos amenazantes y angustiosos acaecidos en el transcurso de su vida. Puede tratarse de ese ascenso laboral tan esperado que parece estar en peligro, o peor aún, de ese puesto de trabajo que no está seguro del todo. Tal vez haya una crisis de convivencia por conflictos de pareja que los interesados no han sido capaces de superar.

Sin embargo, cualesquiera que sean los acontecimientos amenazantes que entren en juego, parece no haber más solución que intentar mantenerlos bajo control a toda costa, como si estuviera prohibido relajarse.

El arte de conservar la calma

La persona que sea capaz de conservar la calma goza de un gran privilegio y le resultará más fácil relajarse que a los demás. Si usted quiere obtener ese privilegio, tendrá que aprender estas dos cosas:

1ª (*la más fácil*): una técnica de relajación que habrá de practicarse con regularidad, para conseguir un equilibrio duradero entre tensión y relajación.

2ª (*la más difícil*): un programa diferente para aprender a dirigir la propia conducta. En términos generales, ese programa se basa en mantenerse activo y tenso cuando sea beneficioso para sus intereses, pero conservar la calma cuando el esfuerzo no merezca la pena.

Técnicas de relajación adecuadas

Se consideran técnicas de relajación adecuadas, la Laxación Muscular Progresiva de Jacobson así como el Entrenamiento Autógeno. Ambas son equivalentes en cuanto a su efecto último de despejar la cabeza y serenar el espíritu de tensiones. Se respira con más tranquilidad, disminuye la tensión muscular, baja el pulso y disminuye la tensión arterial y de esta forma aumenta el bienestar psíquico general.

La persona que sufre un desasosiego interno, suele encontrar más fácil la práctica de la laxación muscular que la del entrenamiento autógeno. Muchas clínicas de rehabiliación ofrecen cursos de ambas técnicas y dejan que sean los propios pacientes quienes elijan, con asesoramiento psicológico, el método más adecuado para ellos. En cualquier caso, lo importante es que, al finalizar el curso, usted sea capaz de alcanzar el estado de relajación personalmente, o de saber cómo puede afianzar y ampliar los conocimientos adquiridos (por ejemplo, mediante cursos en el lugar de residencia). También debe tener muy claro que los efectos tranquilizantes sobre el corazón y la circulación sanguínea, sólo pueden alcanzarse y prolongarse en el tiempo mediante la práctica diaria de la relajación.

La relajación muscular siguiendo el método Jacobson, practicada a diario, produce efectos beneficiosos y duraderos para el corazón y la circulación sanguínea.

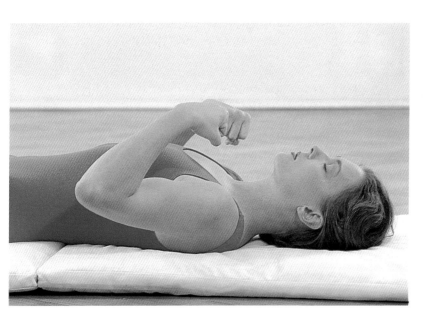

Control del estrés o cambio de programa mental

Todo el mundo conoce la expresión: «no podré cambiar mi medio ambiente, pero sí mi conducta y mi relación con él».

Cuando con el paso del tiempo surge la confianza mutua en el grupo, esa experiencia puede ser consecuencia de un cambio de mentalidad introducido en el programa.

Dado que el estrés es producto de los imperativos del medio ambiente y de la elaboración mental e intuitiva de esos imperativos, lo más fácil será influir en el factor «elaboración». De ahí que los participantes en grupos de control del estrés se enfrenten constantemente a las preguntas: «¿he tratado con realismo los imperativos de mi medio ambiente hasta este momento, o he derrochado mis energías y complicado las cosas innecesariamente?», o: «¿ha compensado el esfuerzo realizado con los resultados obtenidos?», «¿he intentado perfeccionar cosas que no tenían la menor importancia para los demás?», «¿me he indignado ante situaciones sin importancia para mí y en las que no podía influir de ningún modo?» Y al contrario: «¿me he indignado por no haber intentado solucionar situaciones importantes para mí sobre las que podía haber influido?»

Una vez que cada uno ha identificado sus puntos débiles, es necesario preparar un nuevo programa de conducta para introducir nuevas pautas. Se trata de administrar las propias fuerzas de modo más racional y sin derrocharlas como hasta ahora. Cada participante del grupo vive una experiencia muy positiva, al ver que los demás también se empeñan en cumplir un programa personal de control del estrés, con el fin de mejorar su ritmo de tensión nerviosa y relajación. El intercambio de experiencias entre los distintos miembros del grupo fomenta las relaciones personales y abre más posibilidades de comunicación y convivencia. La confianza reduce la tensión nerviosa y libera fuerzas que estaban reprimidas.

Todo eso redunda en beneficio de la propia terapia y facilita la reincorporación del paciente a la vida cotidiana. La vida puede, entonces, seguir su curso.

Punto 5 del programa: constancia en el tratamiento y disciplina en la conducta

Los resultados de muchos estudios y las experiencias personales, hacen suponer que el cambio de estilo de vida de la mayoría de los pacientes tiene que contar con el apoyo de los medicamentos durante muchos años. Los buenos resultados del nivel de colesterol y de la tensión arterial alcanzados durante la rehabilitación estacionaria, no suelen mantenerse, por desgracia, a las pocas semanas de volver a casa.

¿POR QUÉ LA DISCIPLINA EN LA CONDUCTA?

Los pacientes suelen preguntar a los médicos: «¿cuánto tiempo tengo que tomar todos estos medicamentos?» Y la respuesta que se les puede dar suele ser la misma casi siempre: «probablemente, durante toda la vida».

Y sin embargo, sólo uno de cada cinco enfermos hipertensos toma sus medicamentos con regularidad. E incluso sólo uno de cada dos pacientes toma sus tabletas siguiendo las indicaciones del médico. Esa conducta disciplinada, llamada *Compliance* en la jerga de los expertos, deja, pues, mucho que desear.

¿Por qué son necesarios los medicamentos?

Los pacientes suelen ser contrarios a la toma de medicamentos («esos mejunjes venenosos»), sin darse cuenta de que esa actitud pone en peligro su salud.

Pero no cabe duda de que junto con el estilo de vida sano, hay que cumplir con la toma regular de los medicamentos recetados. ¿Por qué?, pues porque esos medicamentos no están pensados para reprimir temporalmente uno de esos síntomas que aparecen de repente en muchas dolencias agudas, sino que muchos de ellos funcionan más bien como una especie de prótesis química. Es decir, los comprimidos asumen funciones que el propio cuerpo no puede realizar durante algún tiempo o acaso durante toda la vida.

¿Medicamentos «contra natura»?

Sabemos de muchos medicamentos que están emparentados, por su composición, con las hormonas propias del cuerpo. Es el caso, por ejemplo, de los medicamentos de la familia de las plantas *Digitalis*, que se asemejan a las hormonas sexuales. Por tanto, no se trata en modo alguno de «química» antinatural. Y sin embargo, se observa que muchos pacientes adoptan, en su fuero interno, una postura de rechazo frente a ciertos medicamentos que le ha recetado el médico, motivada tal vez por malentendidos del prospecto que acompaña a los medicamentos o también por la creencia de que se trata de «remedios de medicina natural». Esa manera de pensar puede ser un obstáculo insalvable en el camino hacia la recuperación de la salud.

Las personas que han padecido una enfermedad cardíaca deben acostumbrarse a vivir siempre con la ayuda de medicamentos.

Nosotros, cardiólogos experimentados, estamos abiertos por completo a la medicina natural auténtica, sobre todo a la ideología de Kneipp, pero nos hemos convencido, a lo largo de nuestra actividad profesional, del enorme progreso alcanzado por la farmacología en el campo del tratamiento medicamentoso de las enfermedades coronarias.

Por ejemplo, un estudio escandinavo ha demostrado que la toma durante años de un medicamento reductor del nivel de lípidos, ha conseguido disminuir en un 40% la mortalidad coronaria en cinco años, y en un 30% la necesidad de operaciones de *by-pass*.

Protección cardíaca
con medicamentos

Los medicamentos recetados a personas amenazadas de infarto y a pacientes que han padecido un infarto tienen objetivos bien distintos: mejorar la circulación del miocardio, reducir su consumo de oxígeno, evitar trastornos del ritmo cardíaco o tratar de impedir la formación de coágulos de sangre.

Casi todas las personas afectadas necesitan y obtienen un apoyo medicamentoso durante largos períodos de tiempo o para toda la vida. Así se consigue evitar el infarto o al menos demorarlo en casi el 80% de los pacientes que sufren un estrechamiento de los vasos coronarios.

Es muy amplio el surtido de medicamentos utilizados en enfermos coronarios y después de un infarto: los nitratos, los bloqueadores beta, los antagonistas del calcio, los inhibidores del IECA (enzima convertidor de angiotensina), los medicamentos para reducir el nivel de lípidos en sangre, los inhibidores de la agregación de las plaquetas y los anticoagulantes.

Por cierto: estos medicamentos pueden comercializarse en distintos países con nombres distintos y en dosis diferentes, sin que eso signifique en absoluto que el tratamiento en sí sea diferente, siempre que se tome la dosis prescrita por el médico.

Nitratos

Hace más de 100 años que se viene utilizando la nitroglicerina como remedio eficaz para combatir la deficiencia circulatoria en el miocardio y evitar así la angina de pecho. Sin embargo, en épocas más recientes han aparecido otros muchos nitratos de efectos similares y eficacia probada en este tratamiento. Reducen la deficiencia circulatoria en el corazón mediante la dilatación de los vasos coronarios y vasos sanguíneos de los músculos de todo el cuerpo.

Los nitratos mejoran la circulación en los vasos sanguíneos coronarios.

Hay nitratos en tabletas, cápsulas, aerosoles, pomadas, parches y como infusión. Pueden utilizarse en dosis muy altas, prácticamente «según prescripción».

El aerosol pulverizado en la cavidad bucal y las cápsulas colocadas bajo la lengua actúan en cuestión de minutos, aunque ese efecto desaparece relativamente pronto. Pero a la mayoría de los pacientes les bastará con tomar una o dos nitrotabletas diarias (por la mañana y por la tarde casi siempre), y se aprovechará la noche, en que se suele estar más relajado que por el día, para hacer una «pausa terapéutica» contra el denominado proceso de tolerancia.

Los nitratos alivian las dolencias, pero no las curan. Por eso el tratamiento no debe limitarse a la nitroterapia exclusivamente en los casos de angina de pecho o después de un infarto, de una operación de *by-pass* o de una dilatación por insuflación, sino que es preciso aclarar, mediante una angiografía coronaria, si existe la amenaza de otro infarto.

Los nitratos se utilizan también como sustancia de prueba: cuando el médico no está totalmente seguro de que una dolencia en el tórax se deba a una angina de pecho y no, por ejemplo, a una contracción muscular, realizará el llamado «Nitrotest». A tal fin, el paciente intentará provocar ese dolor del tórax mediante esfuerzos controlados (subir y bajar escaleras, por ejemplo) y, entonces, se le dará a masticar una nitrocápsula o se utilizará un nitrospray. Si el dolor cede rápidamente, el médico sabrá a ciencia cierta que se trata de una angina de pecho. Esa reacción ante el dolor recibe el nombre de nitropositividad. Este estudio está hoy prácticamente en desuso.

Tolerancia a los nitratos

Para prolongar el efecto beneficioso de los nitratos, se han desarrollado nitropreparados que tras su ingesta se van incorporando de forma lenta y regular al riego sanguíneo. Son los llamados preparados de acción retardada. Tienen un inconveniente: puede tener lugar una disminución de la reacción al medicamento, es decir, una habituación (tolerancia), aunque sólo si se toman sin interrupción durante las 24 horas del día. Bastará con que el paciente deje de tomar el preparado de acción retardada al atardecer, para que la tolerancia desaparezca por la mañana y el nitrato vuelva a ser eficaz.

Si el paciente también sufre dolencias de angina de pecho por la noche, se le puede dar al atardecer un medicamento análogo (*Molsidain*) que no produce habituación.

Efectos secundarios no deseados

Los nitratos tampoco producen efectos secundarios de consideración, incluso después de llevar varias décadas de tratamiento. Sólo bajan un poco la presión sanguínea y la frecuencia cardíaca. También provocan dolores de cabeza en algunos pacientes (muy pocos), que pueden ser aliviados mediante los medicamentos oportunos.

NORMAS PARA LA TOMA DE NITRATOS

Para compensar mejor el esfuerzo físico que supone una situación de sobrecarga, es recomendable que los pacientes que toman nitratos en tabletas lleven también consigo un nitrato para casos agudos, ya sea en aerosol o en cápsulas.

Se sabe por experiencia que andar, subir o bajar escaleras deprisa, estar expuesto al frío, realizar grandes esfuerzos físicos, comer opíparamente y trabajar con apremio de tiempo, pueden provocar angina de pecho. Por lo tanto, en el futuro, cuando prevea que se va a enfrentar a alguna de esas situaciones, el paciente deberá tomar sus tabletas y usar el aerosol respectivamente, para proteger el miocardio lo mejor posible. Así pues, estos nitratos de resultados efectivos y rápidos, han de tomarse como medida preventiva y no sólo en casos de urgencia, como se creía hasta ahora.

Los nitratos tienen sus límites en situaciones de gravedad aguda. Cuando las dolencias producidas por un ataque grave de angina de pecho no cesan en un período cercano a los 20 minutos después de haber tomado la primera y la segunda cápsula: ¡No espere más! ¡Piense en la posibilidad de un infarto!

Cuerpo y salud

El infarto

Bloqueadores beta

Los bloqueadores beta o simpaticolíticos inhiben la excesiva actividad de una parte del sistema nervioso: el llamado «sistema simpático», que acelera el pulso y, si es necesario, eleva la presión arterial. Los bloqueadores beta reducen las aceleraciones del pulso y elevaciones de tensión arterial, lo que conduce a una economía de oxígeno en el miocardio. Esas propiedades contribuyen a prevenir los ataques de angina de pecho.

IMPORTANTE: cuando lea aquí y en el prospecto que acompaña al envase de los medicamentos que son muy raros, pero posibles, los efectos secundarios de estos medicamentos, no olvide que los bloqueadores beta son los únicos medicamentos cardíacos de los que se sabe con certeza que pueden protegerle de una muerte por un fallo cardíaco repentino.

También reducen la propensión a ciertos trastornos del ritmo cardíaco con peligro de muerte repentina, con lo cual disminuye incluso el miedo y la inquietud del paciente. A lo largo de años, los medicamentos de ese grupo (*Metoprolol* o *Atenolol*, por ejemplo) han demostrado su eficacia como complemento de los nitratos y suelen incluirse con éstos en tratamientos de larga duración.

El tratamiento con bloqueadores beta también ha conseguido que algunos pacientes se hayan liberado de una migraña crónica que les martirizaba desde hace décadas.

Efectos secundarios no deseados

Para que el empleo de bloqueadores beta no produzca efectos secundarios indeseados, es preciso que no haya ninguna de estas «contraindicaciones»: propensión a padecer asma; insuficiencia miocárdica pronunciada o trastornos nerviosos de excitabilidad del corazón, claramente diagnosticados por el médico, existencia previa de pulso bajo o hipotensión.

Si concurre una diabetes, el médico tendrá que sopesar las ventajas de la terapia con bloqueadores beta, frente a los efectos perjudiciales que pueden ocasionar sobre la glucemia: existe el peligro de que el nivel de glucosa baje demasiado.

También el uso de bloqueadores beta en los varones puede ocasionar trastornos aislados de potencia. Pero desaparecen de nuevo nada más interrumpir la medicación. De todas formas, los trastornos de potencia después de un infarto o de una operación de *by-pass* suelen tener más que ver con factores de riesgo como el ser fumador o la hipertensión, que con los bloqueadores beta.

Otros efectos secundarios posibles son: fuerte sensación de frío en brazos, manos, pies y nariz; escaso lagrimeo; pesadillas; sensación de flojedad en los muslos.

Los bloqueadores beta fortalecen el efecto sedante de los psico-fármacos, entre los que se cuentan principalmente los somníferos y los tranquilizantes. Pueden reducir la capacidad de reacción junto con el alcohol.

Importante: ¡Nunca deje de tomar bloqueadores beta de la noche a la mañana! Puede provocar ataques de angina de pecho muy graves o incluso un nuevo infarto en los pacientes ya infarta-dos. Consulte antes con su médico.

Antagonistas del calcio

Lo habitual casi siempre es recetar antagonistas del calcio des-pués de una dilatación por insuflación, sobre todo porque dila-tan las arterias cardíacas y las de todo el cuerpo, con lo cual el riego sanguíneo del miocardio mejora, y el corazón trabaja más descansado: desaparece la angina de pecho.

Los antagonistas del calcio también bajan la presión arterial, lo que resulta muy beneficioso especialmente en pacientes propensos a la hipertensión. Hay diversas clases de antagonis-tas del calcio con ligeras diferencias en cuanto a los efectos que producen. Algunos retardan la frecuencia cardíaca (*Isoptin, Verapamil, Procorum, Diltiazem*) y se emplean cuando hay tras-tornos del ritmo cardíaco.

Otro grupo de antagonistas del calcio (*Nifedipin, Nifedipat, Adalat, Nifehexal*) produce fuertes bajadas de la tensión arterial. De ese grupo se sabe que puede impedir una nueva sedi-mentación de colesterol en los vasos coronarios y que todos ellos aceleran un poco la frecuencia cardíaca.

Efectos secundarios no deseados

Los efectos secundarios se manifiestan con una reducción de la fuerza de contracción del corazón, un fuerte retardo del pulso y una bajada de tensión extremadamente grande cuan-do la reacción producida es demasiado intensa.

Otros efectos no deseados pueden ser: propensión al estre-ñimiento, hinchazón de los tobillos por acumulaciones de agua, enrojecimiento de la cara (el llamado *flush*), sensación general de calor, excrecencias en las encías.

Importante: informe a su dentista de que está tomando anta-gonistas del calcio, para que controle el estado de sus encías.

Inhibidores del enzima convertidor de angiotensina (IECA)

Los IECA (*enzima convertidor de angiotensina*) producen una dilatación de las arterias, lo que permite dosificar la disminución de la presión sanguínea y la resistencia vascular. Los IECA alivian el corazón, que puede elevar así su potencia de bombeo, con un menor consumo de oxígeno. Se elimina la insuficiencia cardíaca incipiente, con lo que la disnea, su síntoma subjetivo, disminuye ostensiblemente y, en muchos casos, también la angina de pecho.

Al contrario que los bloqueadores beta o los antagonistas del calcio, los IECA no influyen ni en la frecuencia cardíaca ni retardan el ritmo del pulso.

Por suerte, a pesar de la bajada de tensión arterial, no tiene lugar una subida refleja del pulso, como puede observarse en los nitratos y en algunos antagonistas del calcio.

NORMAS PARA LA TOMA DE INHIBIDORES IECA

Casi todos los pacientes pueden ser tratados con estos medicamentos tan tolerables, excepto los enfermos con problemas renales. El empleo de IECA debería estar muy controlado y observado por el médico cuando son altos los niveles de calcio o se están tomando antirreumáticos al mismo tiempo.

Efectos secundarios no deseados

Los IECA tienen que ser prescritos en dosis muy pequeñas, para evitar mareos, palpitaciones, cansancio y dolores de cabeza a causa de la bajada de tensión arterial.

Los IECA también suelen provocar tos seca molesta. En ese caso, el médico procurará recetar otros medicamentos. Es posible una bajada de tensión arterial si hay un tratamiento previo con diuréticos (medicamentos que facilitan la secreción de orina). Se dan casos raros de reacción cutánea, trastornos gastrointestinales y alteraciones gustativas.

Importante: hable con su médico acerca de los efectos secundarios mencionados en el prospecto del medicamento y de aquellos que le pueden intranquilizar a usted.

Medicamentos para reducir el exceso de lípidos en la sangre

Dada su influencia en el inicio y avance de las enfermedades coronarias, cuando persiste un trastorno del metabolismo de los lípidos a pesar de llevar una alimentación sana, tener el peso apropiado y realizar suficiente ejercicio físico, hay que reducir el contenido de lípidos en la sangre, mediante algunos medicamentos denominados «reductores de lípidos» o «hipolipemintes».

Una alimentación sana ayuda a mantener el nivel de lípidos dentro de los límites normales.

Los enfermos coronarios deben tener el nivel de colesterol por debajo de 200 mg/dl (el nivel óptimo está entre los 160 y los 180 mg/dl), el nivel de LDL por debajo de 120 (el óptimo por debajo de 100 mg/dl) y el nivel de HDL lo más alto posible (el óptimo por encima de 40 mg/dl). Los reductores de lípidos son medicamentos muy eficaces y son muy conocidos sus efectos secundarios. Con su ayuda es posible realizar una terapia individualizada. Pero no sustituyen en modo alguno el esfuerzo personal que supone llevar una alimentación cardiosaludable (que está libre de efectos secundarios no deseados).

Fibratos

Los fibratos (fibras) reducen el colesterol total y el LDL en un porcentaje del 10%, y los triglicéridos en un 30%. Por tanto, la administración de fibratos es un método apropiado cuando se trata de reducir el nivel de los triglicéridos.

LA CUESTIÓN DE LA EDAD

¿Hay realmente una edad tope, a partir de la cual ya no procede tratar el exceso de colesterol?

Puesto que una persona de 70 años puede llegar a tener hoy una esperanza de vida de otros diez años por término medio, creemos que tanto la reducción medicamentosa de lípidos como la dietética siguen siendo válidas y eficaces también en edades comprendidas entre los 75 y los 85 años; toda vez que, por ejemplo, las dolencias de angina de pecho en jóvenes y mayores pueden mejorar al cabo de uno o dos años según el Estudio Ornish.

Más importantes que estas reflexiones sobre la edad, son los esfuerzos de los médicos por concienciar a sus pacientes para que tomen esos medicamentos durante años, ya que el provecho de su efecto protector se consigue con un tratamiento de larga duración.

Los fibratos suelen ser bien tolerados por lo general, aunque a algunos pacientes les pueden producir ciertos trastornos gastrointestinales, como dolores de estómago, náuseas, vómitos y diarreas. También pueden contribuir a la formación de cálculos biliares. Por el contrario, la caída de pelo y los trastornos de potencia son raros.

No es procedente utilizar estos reductores de lípidos cuando existen afecciones hepatorrenales. Hay que prestar atención a una posible interacción con los anticoagulantes orales, ya que los fibratos pueden intensificar sus efectos.

Resinas intercambiadoras de iones

Los intercambiadores de iones son resinas artificiales. Fijan los ácidos biliares en el intestino, que son el medio de transporte normal del colesterol, y evitan así una nueva absorción del colesterol en el del intestino. La consecuencia inmediata es la bajada del nivel de colesterol, sobre todo el de LDL. Como estas sustancias son muy activas, han sido incluidas con éxito en distintas investigaciones a gran escala sobre la prevención de un primer o de un segundo infarto.

Puesto que los intercambiadores de iones no se incorporan al riego sanguíneo, sino que permanecen en el intestino, los efectos secundarios que producen son irrelevantes y sólo se observan ligeras molestias.

Pero no siempre son bien asimilados por todas las personas y no son infrecuentes los trastornos gastrointestinales que surgen acompañados de malestar general, de sensación de plenitud y de ganas de vomitar.

Estos medicamentos pueden capturar en el intestino a otros fármacos que esté tomando el paciente y eliminarlos con las excreciones. De ahí la necesidad de tomarlos con cierta precaución cuando se estén tomando otros medicamentos (p. ej. anticoagulantes).

Inhibidores de la síntesis del colesterol

Derivado de su mecanismo de acción, a este grupo se le da el nombre técnico de Inhibidores del HMGCoA-reductasa. Pero también se les conoce con nombres más cortos y fáciles de pronunciar: Inhibidores de la síntesis del colesterol, o Inhibidores SEC. Su misión es impedir que el propio cuerpo del paciente produzca colesterol.

Los métodos para reducir el colesterol actúan de varios modos desde distintos frentes y apenas se producen efectos secundarios.

Este grupo de medicamentos, relativamente nuevo, puede reducir más de un 30% el nivel de colesterol. Mejor dicho: los inhibidores SEC reducen sobre todo el componente LDL y elevan el colesterol HDL. Influyen muy poco en los triglicéridos. Con los medicamentos de antes sólo se conseguía una reducción del 10 al 20% y, en el caso del colesterol sérico, que puede obtenerse con un cambio de alimentación, sólo se alcanzaba una reducción del 10 al 15% (incluso un 20%) como máximo.

Al contrario que en la mayoría de los reductores de lípidos disponibles hasta ahora, los Inbidores de HMG-CoA-reductasa son más fáciles de tomar: una vez al día y con pocos efectos secundarios. De todas formas, conocemos poco todavía sobre su seguridad a largo plazo, en períodos más allá de los siete años. Trastornos gastrointestinales tales como las náuseas, las ventosidades, el estreñimiento, la diarrea, los dolores de vientre y de cabeza, son muy raros. El único efecto secundario esencial observado hasta ahora es una especie de agujetas. Pero este efecto se produce mayormente cuando los Inhibidores SEC se combinan con fibras o ácido nicotínico.

En ocasiones puede darse una subida adicional de las transaminasas hepáticas, efecto que desaparece nada más dejar de tomar el medicamento.

Ácido nicotínico

El ácido nicotínico (no confundir con la nicotina de los cigarrillos) forma parte del complejo de la vitamina B, y es un medio eficaz para reducir el LDL, pero sólo si se suministra en dosis muy altas. Los preparados de ácido nicotínico son los medicamentos más extendidos en EE UU para combatir los trastornos mixtos del metabolismo de los lípidos, que en Europa se tratan

¡No tome preparados de ácido nicotínico sin consultar antes a su médico!

con fibratos principalmente. Ambos grupos de sustancias producen efectos similares, pero tienen mecanismos de acción y efectos secundarios distintos. Aunque los preparados de ácido nicotínico se puedan adquirir sin receta, no es aconsejable tomarlos sin consultar a su médico.

Muchos pacientes no toleran los preparados de ácido nicotínico en las dosis tan altas que se precisan. Su uso puede ocasionar notables enrojecimientos de la piel o bajadas de tensión, del mismo modo que pueden provocar una sensación de gran calor en la nuca. Tampoco se excluyen los ardores de estómago, los dolores de cabeza o la inapetencia.

La sensación de calor en la cabeza y el enrojecimiento de la cara no se dan apenas en los pacientes que necesitan tomar ácido acetilsalicílico al mismo tiempo y estos efectos suelen desaparecer incluso si es largo el tratamiento con ácido nicotínico. También es posible, aunque muy raro, que el ácido nicotínico produzca picor en el cuerpo y trastornos gástricos.

Probucol

El probucol disminuye el colesterol total y el LDL de un 5 a un 25%. No influye en los triglicéridos, pero, lamentablemente, reduce también el HDL, por este motivo tiene un uso limitado. Se utiliza mayormente como preparado alternativo, cuando el paciente no tolera otros grupos de medicamentos.

El probucol se extiende por el cuerpo y su presencia se detecta en él hasta seis meses después de haber finalizado el tratamiento. Por eso no es recomendable para mujeres que estén en edad de concebir. Además, puede producir trastornos del ritmo cardíaco.

Otros medicamentos

Diuréticos

Cuando para la implantación de un *by-pass* en el corazón se han empleado venas de las extremidades inferiores, el paciente suele notar, después de la operación, que se le hinchan los tobillos y las piernas. Se trata de acumulaciones de agua por la falta de unos vasos que se encargaban de realizar el retorno de los líquidos desde esa pierna al corazón. Hasta que la sangre encuentre nuevos caminos, el paciente llevará puestas medias de compresión especiales o tomará diuréticos (medicamentos que facilitan la excreción de líquidos) o las dos cosas a la vez. Los diuréticos reducen también la tensión arterial, por lo que están indicados especialmente para pacientes en los que la hipertensión sea un factor de riesgo.

Pueden presentarse otros efectos secundarios no deseados y molestos como pueden ser: sequedad de boca, sensación de mucha sed, calambres en las pantorrillas a lo largo de la noche, molestias gastrointestinales o náuseas.

Importante: los diuréticos también hacen que se eliminen, disueltas con el agua de la orina, sales como sodio, potasio y magnesio. El problema se presenta con la pérdida de potasio, que puede provocar contracturas musculares y trastornos en el ritmo cardíaco.

Su médico decidirá, a la vista de un análisis de sangre, si usted tiene carencia de potasio, y en este caso es posible que le recete un preparado potásico junto con los diuréticos.

Inhibidores de la agregación plaquetaria

Los medicamentos que impiden la aglomeración de plaquetas de la sangre reciben el nombre de inhibidores de la agregación plaquetaria. Con ellos se previene la formación de coágulos sanguíneos en la angina de pecho estable, después de una dilatación por insuflación o después de una operación de *by-pass*. El (AAS) ácido acetilsalicílico, más conocido como *Aspirina*, ha demostrado ser el medicamento más eficaz al respecto.

La *Aspirina* previene contra la calcificación arterial y la posible aparición de un infarto. Pero no abuse de ella sin control médico.

En los últimos años se recetaban hasta 300 miligramos de AAS por día. Entretanto, los resultados de las últimas investigaciones han confirmado sin lugar a dudas, que 100 miligramos de AAS diarios son suficientes para que los pacientes vasculares tengan la misma protección. También se sabe hoy, que tomar AAS regularmente puede prevenir contra la calcificación progresiva de las arterias y la aparición de un nuevo infarto. Pero no nos engañemos: el punto de partida en la prevención de un segundo infarto, no puede ser otro que el cambio de estilo de vida (programa de 5 puntos). El AAS puede producir efectos secundarios no deseados, como dolores de estómago, náuseas y trastornos digestivos.

Importante: durante un tratamiento con AAS, médico y paciente tienen que prestar atención a posibles dolencias gástricas, que son los trastornos más frecuentes que puede ocasionar esta terapia. Pueden darse irritaciones y úlceras tanto de estómago como de duodeno. Como medida preventiva, no tome nunca AAS en ayunas.

Anticoagulantes

El tratamiento con anticoagulantes orales (*Sintrom*, por ejemplo) pretende impedir la formación de un coágulo (trombosis), que puede conducir a una oclusión vascular. No disuelven la sangre, a esos medicamentos se les suele llamar equivocadamente «disolventes de sangre», aunque eso sí, reducen la predisposición a coagularse. Si bien la protección contra la formación de coágulos en las arterias coronarias y en los ventrículos del corazón no está asegurada en tanto la potencia de coagulación, que se mide por el tiempo Quick, no baje a una cuarta parte de su valor inicial. Si el tiempo Quick es demasiado bajo, puede haber lugar a hemorragias. Las dosis de anticoagulante oral tienen que ajustarse siempre a cada paciente en particular y han de mantenerse dentro de un margen terapéutico de máxima eficacia y mínimo riesgo.

Cuerpo y salud

El infarto

EFECTOS NO DESEADOS DE LOS ANTICOAGULANTES

• Hemorragias nasales.

• Encías que sangran al limpiarse los dientes.

• Menstruaciones largas y fuertes.

• Moretones que surgen sin haberse golpeado.

• Hemorragias intestinales con defecaciones negras, adherentes y con olor fuerte.

• Orina sanguinolenta o pardusca.

• Tos y vómitos con sangre en el peor de los casos; esta señal de alarma exige una visita al médico sin pérdida de tiempo.

En los hospitales suelen administrarlos a los pacientes en estado grave, para que no vuelva a producirse la oclusión de un vaso abierto por la trombolisis.

Una vez que el paciente ha salido adelante, el anticoagulante se sustituye por AAS en la mayoría de los casos.

Importante: los efectos de los anticoagulantes pueden acentuarse ante la acción de un gran número de medicamentos (muchos de ellos no necesitan receta), sobre todo analgésicos y antiinflamatorios. Así pues, consulte con su médico de cabecera antes de tomar cualquier otro medicamento si está tomando anticoagulantes.

El tiempo de Quick

El tiempo de Quick indica lo que tarda en coagularse, en condiciones normales, una cantidad de sangre determinada, lo que permite al médico reconocer con rapidez alteraciones patológicas de la coagulación de la sangre.

Formas de alimentación extremadamente monótonas y por etapas (por ejemplo, el cambio de dietas de adelgazamiento con un régimen crudo sólo a base de ensaladas), causan oscilaciones del tiempo de Quick. Según las últimas investigaciones, la dieta cardioprotectora no influye apenas en el tiempo de Quick y hace innecesaria una «dieta anticoagulante» especial después de una operación de corazón, por ejemplo (en España no se emplea esta dieta). En algunos casos, cuando hay que tomar anticoagulantes durante mucho tiempo, el propio paciente puede evaluar el tiempo de Quick: con la ayuda de un aparatito, cada persona puede medir el tiempo de Quick con la sola extracción de una gota de sangre obtenida de la yema de un dedo, y fijar la cantidad de anticoagulantes que le corresponde tomar.

El riesgo de infarto desciende cuando disminuye el valor de coagulación de la sangre y baja el valor del tiempo Quick.

Si entra en sus cálculos la evaluación del tiempo de Quick, por tener que iniciar un viaje o sus vacaciones, diríjase a su médico o al centro de salud correspondiente para que le informen de los centros en los que la puede realizar, ya que en España no son habituales los aparatos para hacer autocontroles domiciliarios.

Remedios de la medicina naturista

Son muchas las personas que para su autotratamiento (automedicación) prefieren los llamados «remedios naturales», en lugar de los preparados de la industria farmacológica. Pero tratándose de enfermedades coronarias, esta circunstancia puede acarrear no pocos peligros.

Ajo

Por lo que sabemos, el ajo sólo produce efectos positivos en los casos de hipertensión y trastorno del metabolismo de los lípidos. Una dosis diaria de 600 miligramos de ajo en polvo durante más de diez semanas, no sólo reduce el nivel de colesterol cuando está alto, sino también cuando tiene un valor normal; y además sin problemas de olor.

De ahí que, bajo nuestro punto de vista, esos preparados de ajo constituyan un complemento útil de una alimentación pobre en grasas y colesterol. Pero estos aditivos alimenticios no pueden sustituir los hipolipemiantes modernos en las personas que ya padecen de arterioesclerosis.

Copos de avena

Si se da un repaso crítico a la literatura que trata de los efectos derivados del consumo de copos de avena, parece desprenderse de todo ello un apoyo a la hipótesis de que con estos aditivos alimenticios se obtienen resultados muy modestos en la reducción del colesterol total.

¿Es Q10 un «remedio milagroso» para el corazón?

«Los enfermos cardíacos se recuperan de sus afecciones con más prontitud», aseguran los partidarios de añadir Q10 a la alimentación como sustancia complementaria.

Q10 es la abreviatura de una sustancia que tomamos todos los días con la alimentación. Se trata de la llamada *Ubiquinona*, que pone en marcha los procesos metabólicos bioquímicos en el cuerpo. A esta *Ubiquinona* se le asigna un papel clave en la transformación de la alimentación en energía física. Aunque el Q10 del cuerpo disminuye con la edad, puede prescindir tranquilamente de añadir cápsulas de Q10 a su comida normal.

El Q10 se encuentra en alimentos como carnes, pescados, nueces, legumbres, productos lácteos, brotes de soja, colza, así como en distintas clases de hortalizas tales como berzas, alcachofas, patatas, cebollas, espinacas y zanahorias.

Plan de tratamiento medicamentoso de larga duración

¿Es inevitable tener dolencias cardíacas de continuo después de un infarto? ¿Qué se puede hacer contra ello?

Las anginas de pecho que aparecen muy de tarde en tarde, duran entre dos y cinco minutos y desaparecen al cesar en la actividad o sentarse; al principio suelen ser tratadas con los medicamentos nitropreparados, bloqueadores beta y antagonistas del calcio, que son los medicamentos más utilizados.

Ante todo es preciso suministrar los nitropreparados en una dosis que evite en lo posible la angina de pecho. Lleve siempre consigo nitratos en aerosol o en cápsulas, puesto que las tensiones diarias no son siempre las mismas y no se pueden predecir aquellas que superan la medida de nuestras fuerzas.

Dígale a su médico que le indique la dosis máxima que usted puede tomar en los «días malos», para que tenga la posibilidad de actuar con un margen de seguridad suficiente cuando tenga dolencias muy fuertes.

Hay que intentar buscar las causas de cualquier angina de pecho y, si es posible, eliminarlas, tanto si aparece después de un infarto, de una dilatación por insuflación, de una operación de *by-pass* o, cuando aparece sin más, «sin saber por qué». En último caso, siempre será necesario realizar un estudio cardiológico más amplio.

¿Pero qué pasa si, de repente, usted comprueba que sus dolencias de angina de pecho, lejos de apaciguarse con el tiempo cada vez, se hacen más frecuentes, duraderas e intensas? Entonces puede tratarse de un agravamiento de su enfermedad coronaria, y no cabe otra posibilidad que llamar al

Los pacientes que han sufrido un infarto o han sido sometidos a una operación de *by-pass*, tienden a imputar al corazón todas las dolencias y achaques posteriores que les van surgiendo.

Pero tanto antes del infarto -incluso en personas con corazón sano- como después de él, se dan sensaciones engañosas que aun estando relacionadas con el corazón en realidad son achacables a otras partes del cuerpo (por ejemplo, la columna vertebral). Se ha restringido el umbral del dolor a este órgano, es decir, usted percibe mucho más conscientemente y, como consecuencia, con más temor toda clase de sensaciones engañosas, de las que no se habría preocupado en absoluto antes de padecer un infarto o de la operación que se le ha realizado. Muchos de los males atribuidos al corazón, no tienen nada que ver con él.

Por suerte se trata casi siempre de una situación transitoria condicionada por el miedo; y, a medida que el acontecimiento se aleja en el tiempo, crece la confianza en el propio corazón. Entonces, la percepción del umbral del dolor vuelve a ocupar su «posición normal» habitual. Consulte a su médico si esa curación psíquica tarda en llegar y sobre cuál es la mejor forma de alcanzarla.

121

médico urgentemente y describirle con precisión todos los cambios que usted ha experimentado.

Tómese en serio esas dolencias y sométase pronto a tratamiento médico. El punto de vista de que «lo mismo que vino, así se irá», tan extendido entre los pacientes coronarios con tendencia a la depresión, puede tener consecuencias mortales.

El fenómeno de «paso a través»

Muchos pacientes experimentan lo siguiente: cuando les sobrevienen las primeras dolencias de la angina de pecho nada más comenzar a realizar un esfuerzo físico como, por ejemplo, andar deprisa cuesta arriba, pueden retrasarlas un poco a veces, con sólo «pasar a través» del ataque.

Las dolencias desaparecen sin haber interrumpido el esfuerzo físico. La angina de pecho no vuelve a aparecer durante el resto de la caminata, incluso aunque la pendiente se haga más pronunciada. Los médicos americanos denominan a este suceso «fenómeno de paso a través» (*walk-trhrough phenomenon*) y en estos casos recomiendan reducir la marcha y «pasar a través» de las dolencias.

Cuerpo y salud

El infarto

Recuperar la capacidad de acción

El ejemplo siguiente demuestra la gran importancia que tiene el tema, tan demostrado muchas veces, de la necesaria cooperación del paciente coronario incluso en el tratamiento medicamentoso: a causa de una enfermedad coronaria, un paciente de 45 años tuvo que cambiar su vida con el programa de 5 puntos. Mantenía el peso normal, no fumaba y tomaba sus medicamentos con regularidad y, sin embargo, no podía disfrutar con sus actividades deportivas tanto como quisiera.

La toma preventiva de medicamentos antes de afrontar cualquier tipo de esfuerzo permite seguir desarrollando una actividad normal.

Siguiendo las indicaciones de su médico, tomaba sus nitrotabletas sólo en caso de necesidad, cuando se presentaba una angina de pecho que él no estaba en condiciones de superar (de «pasar a través») de la crisis. Pero cuando adquirió la costumbre de tomar las nitrotabletas 15 minutos antes de hacer un esfuerzo físico, recuperó casi por completo su nivel deportivo y el disfrute que este ejercicio le reportaba.

Como es lógico, este consejo de tomar los medicamentos como medida preventiva es aplicable no sólo a los esfuerzos físicos, sino también a las emociones psíquicas, tanto agradables como desagradables.

Conocimientos importantes para la vida cotidiana

Problemas de pareja

Una máxima de origen americano que afirma acerca de las dolencias cardíacas «una enfermedad, dos pacientes», tiene incluso una base científica: las parejas de los pacientes infartados visitan a su médico con más frecuencia que el promedio de la población. El infarto en el seno de una pareja se desarrolla de tres maneras distintas:

1ª. El disimulo mutuo, que con el tiempo puede convertirse en una mentira existencial. Así, ambos se niegan a participar en grupos de cardioterapia ambulatoria, porque les recuerda una enfermedad ya superada. O bien ninguno de los dos se preocupa de reducir los factores de riesgo y aumentar las medidas de protección que tan importantes son para la esperanza de vida de los afectados.

2ª. El conflictivo intento de dominación, el paciente niega que su pareja esté muy asustada y preocupada por la situación o al contrario. O bien, él se comporta «como un reyezuelo tirano» y ella como una víctima. También puede darse el caso de que el afectado asuma el papel de «niño indefenso» ante la enfermedad y su pareja el papel de «madraza» protectora.

3ª. La recuperación solidaria, se puede dar:
- Acudiendo juntos al médico,
- Participando ambos en grupos de cardioterapia ambulatoria, y sobre todo, cambiando entre los dos el estilo de vida que imperaba en la familia hasta entonces.

Si los dos miembros de la pareja eran fumadores empedernidos antes del infarto y sólo uno de ellos (el afectado) ha tomado la decisión de dejarlo una vez que ha pasado por la UCI, entonces, la actitud persistente del otro en seguir fumando, influirá mucho en una posible recaída. Este aspecto es aplicable también a los hábitos alimentarios.

¿Ya ha conversado con su pareja sobre este particular? El investigador americano Mayou ha podido comprobar que, un año después del infarto, sólo la mitad de las parejas han mantenido y mantienen entre ellas conversaciones satisfactorias sobre el asunto.

Sexo después del infarto

Llama la atención el hecho, demostrado por numerosos estudios, de que la actividad sexual después de un infarto decrece bruscamente en muchos pacientes y con el tiempo tiende a bajar más. Y se puede asegurar que el miedo es el principal motivo de esta actitud.

Las causas y circunstancias que rodean a todo ello, son tan complejas y suelen estar tan ocultas y reprimidas, que es preciso diferenciarlas y ordenarlas, para poder debatir también cada uno de sus factores en las charlas que se celebran en los grupos de cardioterapia ambulatoria.

Hoy sabemos que el número y la magnitud de los factores de riesgo del pasado, también influyen de manera notoria en la potencia sexual. Los factores de riesgo tales como fumar o padecer hiperlipemia, aparecen con más frecuencia en los hombres impotentes que en el promedio de hombres de su misma edad, lo que puede ser un argumento más para eliminar cuanto antes los factores de riesgo personales después de

TEMORES EN LA SEXUALIDAD

- Miedo a fracasar en un asunto de «vital importancia».

- Miedo a la angina de pecho y a la recaída.

- Temor de ambos cónyuges ante el fantasma de una posible «muerte por amor».

haber sufrido un infarto o una operación de *by-pass*. También las causas no orgánicas (funcionales) de trastornos sexuales pueden tener su origen en el pasado. Así tenemos, que la típica mentalidad masculina de tener que ser «fiel cumplidor» en la cama, es una de las causas que aviva el miedo a defraudar a su pareja dada su condición de «lisiado cardíaco». Esa preocupación suele ser inconsciente, pero basta para desencadenar una impotencia.

Las relaciones sexuales para un paciente coronario no suponen ningún riesgo especial

Además de esto, muchos medicamentos de los utilizados en cardiología producen igualmente alteraciones de la potencia.

Después de un infarto o de una operación de *by-pass*, las mujeres sienten los mismos temores que los hombres respecto a la vida sexual y todo lo que la rodea.

Incluso el cambio de posición profesional, social o financiera después del infarto, puesto en evidencia sobre todo cuando el marido ha quedado incapacitado para trabajar mientras que la mujer sigue en activo, tiene una influencia nada desdeñable sobre la autovaloración erótico-sexual del hombre, máxime cuando el infartado supone que el hecho de ganar dinero y el éxito profesional son una condición inherente de un supuesto grado máximo de masculinidad.

Así pues, un cambio de la situación familiar y de pareja perjudica notablemente la actividad sexual posterior al infarto.

El paciente infartado asume el «papel de reyezuelo», propio de los enfermos crónicos y que resulta tan difícil de llevar por su pareja, y la esposa por su parte debe soportar por el día su falta de paciencia, su mal genio, sus injusticias y sus enfados, de modo que, cuando llega la noche, el marido se encuentra con una compañera esquiva y muy poco cariñosa.

Cuerpo y salud

MEDICAMENTOS Y POTENCIA

Numerosos medicamentos hipotensores y un porcentaje reducido de bloqueadores beta, así como algunos tranquilizantes (por ejemplo, *Valium*) y antidepresivos, pero también medicamentos reductores de lípidos, pueden dar lugar a trastornos de la potencia sexual. Nitropreparados y anticoagulantes, en cambio, pueden mejorarla debido principalmente a que dan lugar a un mayor flujo circulatorio sanguíneo con el consiguiente aumento de la erección y mayor facilidad para el orgasmo al tiempo que reducen la propensión a la angina de pecho.

Por esta razón y como medida preventiva, es conveniente el uso de nitropreparados inmediatamente antes del contacto sexual, en forma de aerosol o de pomada aplicada en la región genital.

Infarto

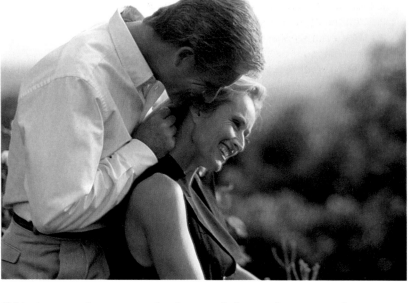

Hable sinceramente con su pareja sobre sus miedos, sus deseos y sus añoranzas. Tratar todos estos temas mejora las relaciones de pareja y proporciona una vida más relajada.

No hay que tener miedo a la sexualidad

Los riesgos de la actividad sexual en enfermos coronarios son mucho menores de lo que se piensa. Estudios japoneses y alemanes revelan, que un 1‰ de todas las muertes repentinas fueron debidas a la actividad sexual y acaecieron, en la mayoría de los casos, durante o después de una relación sexual extramatrimonial. Eso viene a demostrar, que el riesgo de un reinfarto o de una complicación con consecuencias mortales estriba mucho menos en el esfuerzo físico durante la actividad

RECOMENDACIONES CONCRETAS

- Evitar las relaciones sexuales después de una suculenta comida, después de haber ingerido mucho alcohol, cuando «el tiempo apremia», cuando se presentan síntomas de gran cansancio, o con una pareja distinta de la habitual.
- Trate de evitar todas las tensiones que se pueden generar alrededor del acto sexual.
- Hable con su pareja de estos temas, liberará sus tensiones y todo le será más fácil.
- No se tome las relaciones sexuales como un «examen de reválida» que debe aprobar a toda costa para demostrar que sigue siendo una «persona entera».

sexual, que en las «tensiones» que se pueden crear debido a las circunstancias concomitantes. Por eso, se puede dar una respuesta humorística a la pregunta de cuándo se puede reanudar la actividad sexual después de un infarto, ésta podría ser: «a las seis semanas con su pareja habitual, y a los seis meses con su pareja ocasional».

Hablar con la pareja de una manera clara sobre sus miedos y deseos, mejora las relaciones y proporciona una vida más relajada.

La práctica de una gimnasia terapéutica también beneficia el desarrollo de una vida sexual sana. Los enfermos coronarios practicantes habituales de deportes de resistencia están en mejores condiciones físicas y emocionales, y disfrutan más intensamente de los encuentros íntimos.

También hay muchas posibilidades de una actividad sexual «normal», que no tienen por qué incluir necesariamente las relaciones sexuales.

Profesión y vida social

Es comprensible que aquellos trabajadores y trabajadoras, que se encuentran en una situación laboral poco satisfactoria y que no les llene totalmente, no quieran volver más a su puesto de trabajo después de un infarto o de una operación de *by-pass*.

Muchos esperan que la prejubilación sea la solución de todos sus problemas profesionales y laborales. De todas formas, una encuesta realizada entre 178 prejubilados revela, que el 50% de todos ellos estaría dispuesto a volver a su puesto de trabajo de inmediato si les dejaran. Exponemos a continuación nuestro punto de vista médico sobre este particular, basado en muchos años de experiencia en el campo de la rehabilitación profesional.

Tanto a los profesionales independientes y a los trabajadores por cuenta ajena les aconsejamos que intenten continuar ejerciendo su actividad profesional habitual. Después de haber superado un infarto, la permanencia en el puesto de trabajo habitual es la mejor solución para los pacientes, al menos para

HAY QUE HACER UN «BALANCE» DE LA VIDA

Usted debería hacer un balance de su vida, a más tardar durante la estancia en una clínica de rehabilitación y antes de volver a su actividad profesional. Pregúntese usted qué obligaciones sociales, cargos honoríficos y cosas parecidas tienen una importancia vital para usted. Es preciso tratar ese tema en conversaciones con su pareja, con los amigos de verdad y también con su médico.

los trabajadores ya veteranos. Para los profesionales independientes se habrá perdido mucho de lo conseguido en su trabajo con tanto esfuerzo si se mantienen alejados de su profesión y de su trabajo habitual demasiado tiempo. Si no aparece ninguna complicación añadida en el proceso de recuperación entre cuatro y seis semanas después del infarto, la reincorporación a la actividad profesional puede tener lugar dentro de los tres meses posteriores, tal como se admite generalmente.

Pero si en el puesto de trabajo se dan situaciones conflictivas que pueden constituir una situación de estrés psicosocial y, con ello, un factor de riesgo para el infartado, éste debería procurar que hubiera un cambio en las condiciones de su puesto de trabajo. Si ese cambio no fuera posible, tendría que modificar su actitud personal ante el trabajo para evitar posibles riesgos.

Mirar hacia delante

La visión que el paciente tiene de su futuro, influye enormemente tanto en la superación de la enfermedad como en la calidad de vida que pueda llevar después de un infarto.

Mirar con esperanza al futuro es la forma más efectiva de superar un infarto.

Muchos se sienten deprimidos, inseguros y amenazados existencialmente después de esta experiencia. Las relaciones de pareja empeoran, los pacientes se aislan y no hallan ninguna solución a sus problemas, tanto internos como externos.

Paciente y médico deben reunirse y planificar juntos las previsiones de futuro con el mayor detalle posible, ya sea con el retorno a la actividad profesional o con actividades específicas en la jubilación. También sería conveniente hacer una reincorporación paulatina al trabajo, adaptado a la situación psíquica de quien padece una enfermedad de larga duración. Esa posibilidad de capacitación laboral lenta en períodos de media jornada, va que ni pintada para los enfermos cardíacos.

Conducir un vehículo

La cuestión de cuándo es oportuno que el paciente infartado pueda volver a participar en el tráfico rodado como miembro activo e independiente, no es una cuestión prioritaria. Más importante que el tiempo transcurrido desde el infarto, es la forma en que el paciente se enfrentaba a las condiciones habituales del tráfico. ¿Cómo se comportará ante situaciones difíciles que puedan darse mientras conduce?

Se trata de saber si conducir un vehículo va a suponer un gran placer para usted o si le producirá una tensión nerviosa considerable (con aceleración del pulso y subida de la tensión

¿CUÁNDO PODRÉ VOLVER A CONDUCIR?

Nosotros permitimos que nuestros pacientes vuelvan a conducir su vehículo a las seis semanas más o menos de haber sufrido el infarto agudo, siempre que no haya habido otras complicaciones durante la rehabilitación. Otros médicos prefieren esperar tres meses para dar ese permiso.

El paciente que esté siendo tratado con anticoagulantes tendrá que llevar consigo, como medida de precaución, una «Cartilla del Sintrom» en la que se indique que ha padecido un infarto o una operación de *by-pass*, anotando también su tiempo Quick y su grupo sanguíneo.

arterial). Un conductor avezado, que permanece tranquilo al volante, entorpece muy poco el tráfico rodado en la ciudad. Pero lo insano de conducir un vehículo son las circunstancias que acompañan al tráfico rodado, como humos, ruidos, enfados por los atascos o por la forma desconsiderada en que conducen otros...

¿Y qué hay de la televisión?

Nuestra experiencia nos dice que ver un partido de fútbol emocionante o películas de terror puede traer complicaciones de suma gravedad, cosa que no sucede, por ejemplo, con el baile de salón. Así que cada uno tendrá que preguntarse a sí mismo: ¿serán un peligro para mí ciertos programas de televisión, debido a mi entusiasmo por el fútbol o a la excitación que creo que me van a producir?

Vacaciones y tiempo libre

Aunque en la práctica debería ser una combinación de ambas, en la actualidad se establece una diferencia teórica entre las vacaciones para descansar y las tomadas para vivir experiencias emocionantes.

Es evidente que el «descanso», entendido como el equilibrio adecuado entre actividad física y relajamiento, tiene que ser prioritario para quien está amenazado de infarto; y más aun para quien ya lo ha padecido.

Esto significa, por ejemplo: reposo suficiente por la noche y al mediodía, aunque en los primeros días haya que tomar algún somnífero suave para poder conciliar el sueño en el marco de un ambiente extraño.

En los primeros meses, los enfermos de infarto soportan mejor un clima suave que uno extremo es decir: es preferible el del mar Cantábrico que el del mar del Norte, las montañas de altura mediana mejor que montañas de más de 1 500 metros.

Pero en esto de las alturas ya se ha rebatido la frase: «¡nunca a alturas superiores a los 1 000 metros!» que se consideraba poco menos que un dogma desde hace tiempo. También sabemos por nuestras investigaciones, que las zonas situadas sobre los 1 000 metros de altitud, cuyos valles se cubren de nieblas durante el invierno y se sufre un calor sofocante en verano, son precisamente las de clima más apropiado, sin importar que se encuentren en los Pirineos o en regiones montañosas de altitud mediana. Incluso a los alpinistas y a los buenos esquiadores se les permite visitar pistas de esquí para practicar un año después del infarto, aunque eso dependerá del diagnóstico general y de cómo se encuentre el paciente.

> **Ha de plantearse las vacaciones como un período de descanso y con diversas actividades programadas para obtener así el máximo beneficio de su tiempo libre.**

¿Está permitido tomar baños de sol?

Al principio, después de un infarto, se soportan mejor los baños de aire que los baños de sol.

Si dispone de un balcón protegido, de una terraza o de un rincón umbrío en el jardín puede tomarlos allí. Pero como la intensidad de la radiación solar en un día despejado de cielo azul también es muy fuerte a la sombra y puede producir irritaciones de piel, se recomienda empezar con baños de aire cortos y aumentar su intensidad poco a poco.

¿PUEDO VIAJAR EN AVIÓN?

Por lo general, a las tres semanas de sufrir un infarto sin complicaciones ya se pueden realizar viajes en aviones comerciales presurizados y con una duración máxima de tres horas. Después de todo, los viajes en este medio de transporte se soportan mejor y conllevan menos riesgos de lo que se supone. Sin embargo, se impone el máximo de precaución cuando se trata de vuelos intercontinentales, sobre todo si hay grandes diferencias horarias (Oeste-Este o Este-Oeste) o el clima es muy húmedo.

Si alguien nota que cada vez soporta peor los viajes en avión (que siente dolores en el pecho, por ejemplo), deberá consultarlo con el médico de inmediato.

Cuando vaya a tomar baños de sol póngase sólo la ropa necesaria, porque hasta la camisa más ligera incrementa el efecto específico de la luz, lo que puede producirle una hipertermia. La cabeza tiene que estar protegida siempre contra toda radiación solar directa (con una pamela o sombrero de alas anchas o póngase debajo de una sombrilla grande).

Las temperaturas demasiado extremas no son recomendables para las personas que han sufrido una crisis cardíaca.

Después de un infarto el paciente es muy sensible al calor excesivo; por eso conviene aprovechar las horas más frescas del día (por la mañana o al atardecer). No tome baños de sol en días bochornosos. Si está muy acalorado después de un baño de sol, es necesario enfriar de una manera rápida y eficaz su cuerpo: lávese de arriba a abajo, dúchese o tome un baño fresco.

Y, ante todo, no debe olvidarse nunca de que hay que refrescarse bien para evitar que se produzca un recalentamiento antes de vestirse de nuevo.

¿Son recomendables los solarios?

En la estación poco calurosa también son recomendables las visitas moderadas al solario. El sol artificial tiene un efecto antidepresivo, favorece la curación de la piel después de una operación de *by-pass* y hasta puede elevar algo el nivel de HDL, el colesterol «bueno» de la sangre.

¿Puedo ir a la sauna? ¿Es aconsejable la hidroterapia de Kneipp?

Son muchos los pacientes, jóvenes sobre todo, que suelen preguntarnos si pueden ir a la sauna después de su infarto. En la mayoría de los casos cuando se trata de pacientes que ya acudían a la sauna regularmente antes del infarto o que son viejos seguidores de las teorías de Kneipp, endurecidos por el deporte, nosotros les damos una respuesta afirmativa.

No hay duda de que tomar una sauna es muy eficaz para activar la circulación sanguínea. También es muy alentador el resultado de una investigación llevada a cabo en Helsinki, según la cual son rarísimos los casos de infarto mientras se está tomando una sauna o al salir de ella. A condición, naturalmente, de que hayan pasado más de tres meses de un infarto sin otras complicaciones, y que no haya indicios de insuficiencia cardíaca o hipertensión.

Si usted no es un «saunista» experimentado, pensamos que no es oportuno empezar a ir a la sauna precisamente después de haber sufrido un infarto. Si es propenso a tener la tensión alta, o ya es hipertenso de por sí, tendrá que tratar convenientemente esa hipertensión y luego tendrá que modificar su programa habitual de sauna: como la presión arterial sube al zambullirse en agua fría, sobre todo cuando el paciente contiene la respiración y comprime el aire de los pulmones al sumergir la cabeza en la piscina, es evidente que usted, como hipertenso que es, deberá prescindir de hacerlo. Después de haber sudado, tendrá que refrescarse por partes: primero con el aire frío del exterior de la sauna, luego con una ducha fresca y, por fin, con el chorro de agua fría de una manguera. Y si insiste en meterse en la piscina de agua fría después de estas fases intermedias, puede hacerlo, pero deje la cabeza fuera del agua.

Hay que tomar diversas precauciones antes de ir a la sauna y en algunos casos no debemos tomarla.

¿Cuándo se debe prescindir de la sauna?

- En el primer trimestre después de sufrir un infarto o una operación de *by-pass*.
- Mientras todavía no sea lo suficientemente efectivo el tratamiento de la insuficiencia cardíaca.
- En tanto no surta efecto el tratamiento de la hipertensión.
- Mientras haya una infección, pues hasta las infecciones más leves pueden causar graves alteraciones del ritmo cardíaco.
- Cuando uno se encuentra mal sin tener claro cuáles son las causas, sobre todo si aumenta la frecuencia e intensidad de su angina de pecho.

PRINCIPIO ACTIVO DE LA SAUNA

Se soporta bien el cambio entre una temperatura ambiental alta de más de 90 °C y humedad relativa baja (menos del 20%) y tiempos intermedios de exposición al aire frío o con agua fría.

Se consigue aumentar la temperatura esencial del cuerpo hasta los 37,5 °C, se comienza a sudar y se pierden de 400 a 500 gramos de líquido. De ahí se deriva un alza del metabolismo general, que conduce a la aceleración del pulso: se podría hablar de un entrenamiento circulatorio sin esfuerzo muscular.

La sangre circula por el corazón con mayor suavidad que cuando se nada, se anda deprisa o se corre durante mucho tiempo. Equivale a una medida de aproximadamente 50 vatios en la bicicleta ergométrica.

Modo correcto de aplicar la hidroterapia de Kneipp

Las duchas alternas constituyen un entrenamiento diario y eficaz de la circulación cardíaca. El agua fría activa la circulación; usted se sentirá fresco, lleno de vitalidad, es decir, «como un recién nacido».

Empiece aplicando agua caliente a los pies. Duche su cuerpo varias veces, despacio y de abajo a arriba, tanto por delante como por detrás. Vaya aumentando la temperatura del agua hasta que note una sensación de intenso calor. Puede activar aun más la circulación si frota su piel al mismo tiempo con un cepillo fuerte.

La hidroterapia de Kneipp es una forma completa de mejorar la calidad de vida de los pacientes que han sufrido crisis cardíacas.

Cuando sienta calor en todo el cuerpo (y empezando siempre por los pies), dúchese primero con agua templada y luego con agua fría hasta que se note más frío y fresco.

Como puede observar, damos mucha importancia a la hidroterapia de Kneipp, hasta el punto de confesarnos «médicos kneippistas». Los resultados de numerosas investigaciones llevadas a cabo por la medicina académica, han demostrado la eficacia de los cinco principios básicos de la teoría de Kneipp:

1.- Vida ordenada.
2.- Alimentación.
3.- Ejercicio.
4.- Hidroterapia.
5.- Remedios naturales.

Estos principios ya han sido incluidos en su mayor parte en el «Programa de 5 puntos» que se recoge en este libro.

Para consultar:
Glosario
Índice

Cuerpo y salud

El infarto

Glosario

Adiposidad

Formación de cúmulos de grasa en los tejidos corporales por exceso de acumulación de lípidos.

Anamnesis

Parte del historial clínico, que comprende los datos de la enfermedad obtenidos por el médico mediante preguntas realizadas al paciente en una de las consultas.

Aneurisma

Dilatación producida en un vaso sanguíneo (en una arteria, por ejemplo). La pared del vaso se adelgaza en exceso y hay peligro de desgarro y hemorragia.

Angina crescendo

Aumento continuo de la sensación de constricción pectoral (→ angina de pecho).

Angina de pecho

Sensación de constricción pectoral debido a que el corazón recibe un aporte deficitario de oxígeno. El factor desencadenante suele ser el exceso de actividad física o de excitación nerviosa. Aparece de repente y se atenúa a los pocos minutos de guardar reposo.

Angiografía

Procedimiento radiológico que permite la visualización de los vasos sanguíneos. Con este fin se inyecta una sustancia opaca (contraste) en la sangre del paciente.

Angiografía coronaria

Visualización de los vasos coronarios mediante radiografías. La sustancia opaca (contraste) necesaria se introduce a través de un catéter intravascular (→ catéter).

Angioplastia

→ Dilatación por insuflación.

Antagonistas del calcio

Medicamentos usados en el tratamiento de diversas enfermedades cardíacas. El calcio es un mineral importante para el trabajo muscular, incluido el necesario para la contracción del músculo liso que existe entre los vasos y el corazón.

Antiarrítmicos

Medicamentos utilizados en el tratamiento de las alteraciones del ritmo cardíaco.

Anticoagulantes

Medicamentos que impiden la coagulación de la sangre. Se emplean como tratamiento y prevención, cuando existe peligro inminente de una trombosis; por ejemplo, después de una operación o de un infarto.

Antihipertensivos

Medicamentos usados en el tratamiento de la tensión arterial alta.

Aorta

Arteria principal que provee de sangre fresca y rica en oxígeno a las demás arterias.

Cuerpo y salud

El infarto

Arterias coronarias
Las dos arterias cardíacas, junto con sus derivaciones, forman una especie de guirnalda repleta de sangre que envuelve al corazón.

Arteriotomía
Sección quirúrgica de una arteria.

Asma cardíaca
Disnea (dificultad respiratoria) por insuficiencia cardíaca. La sangre se acumula en los pulmones a causa de la insuficiencia miocárdica y puede ocasionar problemas respiratorios y accesos de tos muy fuertes.

Bloqueadores beta
Medicamentos empleados en el tratamiento de dolencias cardíacas diversas. Bloquean los llamados receptores beta del corazón y retardan el pulso.

Bradicardia
Pulso demasiado lento, es decir, de menos de 60 pulsaciones por minuto en los adultos.

By-pass
Operación para evitar un bloqueo o estrechamiento (de una vía de acceso al corazón, por ejemplo). Para desviar la corriente sanguínea se emplea un trozo de vaso sanguíneo del propio cuerpo o un tubo de material plástico insertado como puente entre la zona dañada por el bloqueo.

Cardiología
Rama de la Medicina que trata la investigación y el tratamiento de las enfermedades cardiovasculares.

Catéter
Sonda fina y larga que se introduce, por los vasos sanguíneos u otros conductos y puede ser conducida hasta un punto determinado. Allí se pueden tomar muestras, introducir líquidos o extraerlos, pero también abrir paso a través de un estrechamiento u oclusión arterial.

Desfibrilación
Procedimiento para el tratamiento de las alteraciones del ritmo cardíaco y taquicardias. Con descargas eléctricas de corta duración se consigue que el corazón vuelva a latir a ritmo normal.

Digitálicos
Medicamentos extraídos de la familia de plantas *Digitalis* (digital).

Dilatación por insuflación
Procedimiento de dilatación de vasos sanguíneos estrechados u ocluidos. Se introduce un catéter provisto de un globo en el extremo, que se hincha al alcanzar el sitio donde se encuentra el estrechamiento y abre el vaso sanguíneo de nuevo. También llamada «Angioplastia transluminal percutánea».

Disstress
Cierto tipo de patología respiratoria.

Diuréticos
Medicamentos que tienen la virtud de aumentar la secreción de la orina, facilitando así la excreción de líquidos del cuerpo.

ECG
(Electrocardiograma)
Prueba complementaria muy eficaz en el diagnóstico de enfermedades coronarias. Se miden los impulsos eléctricos producidos por las contracciones cardíacas y éstos quedan trazados en una gráfica. Las desviaciones respecto al trazado normal informan sobre posibles patologías del corazón.

ECG por telemetría
Medición de un ECG mediante un aparato sujeto al cuerpo, que permite mayor movilidad durante la medición. Se utiliza, por ejemplo, para mediciones en deportes como la natación.

Ecocardiografía
Método de observación del corazón mediante la utilización de ultrasonidos, dirigido especialmente a obtener información sobre la función de las válvulas y los vasos cardíacos. Los resultados se visualizan en un monitor.

Ergometría
Medida de la resistencia del cuerpo cuando está sometido a grandes esfuerzos.

Durante un ejercicio, por ejemplo en la bicicleta ergométrica, se mide el pulso, el ritmo cardíaco, la tensión arterial y la función pulmonar.

Estenosis
Estrechamiento (por ejemplo, en el intestino o en los vasos sanguíneos).

Fibrilación cardíaca
Alteración extrema del ritmo cardíaco, con pulsaciones muy rápidas pero de poca efectividad.

Fibrinolisis
Disolución de un coágulo sanguíneo con medicación especial.

Hipertensión
Tensión arterial demasiado alta.

Hipotensión
Tensión arterial demasiado baja.

Insuficiencia cardíaca
Insuficiencia de miocardio. Incapacidad del corazón para admitir y bombear toda la sangre que llega hasta él.

Isquemia
Falta de riego sanguíneo en órganos y partes del cuerpo, ocasionada casi siempre por la oclusión, total o no, de los vasos sanguíneos.

Lisoterapia
→ Fibrinolisis.

Marcapasos
Aparato electrónico de pequeñas dimensiones, que se implanta en el cuerpo con anestesia previa y se conecta al corazón a través de un cable muy delgado. Los impulsos eléctricos procedentes de una pila regulan el pulso e impiden la eventualidad de una parada cardíaca.

Miocardio
Masa muscular cardíaca. Forma las paredes del corazón, está atravesado por infinidad de vasos y genera más energía que cualquier otro músculo.

Prevención primaria
Medidas preventivas encaminadas a impedir el inicio de una afección.

Prevención secundaria
Serie de medidas encaminadas a impedir que siga progresando una afección crónica ya existente.

Pronóstico
Previsión del proceso de una afección.

PTCA
Perkutane Transluminale Coronar-Angioplastie → dilatación por insuflación de los vasos coronarios estrechados. También llamado «Angioplastia transluminal percutánea».

Rehabilitación
Tratamiento posterior a una dolencia grave o a una operación, a fin de que el paciente pueda llevar otra vez una vida independiente. Aprender a vivir con una enfermedad crónica.

Taquicardia
Aceleración de los latidos del corazón, es decir, tener más de 100 pulsaciones por minuto las personas adultas.

Trombolisis
Destrucción de trombos.

Índice general
y de materias

Cuerpo y salud

El infarto

A

Ácido acetilsalicílico (AAS) 51, 115, 117
Ácido nicotínico 115
Ácidos grasos saturados 97
Ácidos biliares 114
Actividad estresante 46
Actividad profesional 77, 106, 126, 127
Acumulación de colesterol 10, 11
Acupuntura 89
Adrenalina 12
Agujetas 115
Ajo 119
Alcohol 96
Alegría de vivir 100, 101
Alimentación 39, 42, 72, 84, 86, 90, 92, 95, 97, 113
Alimentos cardioprotectores 97
Alteraciones de la pared vascular 11
Amas de casa 77, 78
Aminoácidos 97
Analgésicos 51, 118
Análisis de laboratorio 51
Análisis de sangre 25, 51, 116
Anastomosis 14

Andar en bicicleta 99, 100
Aneurisma 29
Angina crescendo 139
Angiografía coronaria 16, 31, 32, 33, 56, 59, 60, 84, 108
Angioplastia transluminal percutánea 53, 59
Angor pectoris 11
Antagonistas del calcio 107, 111, 112, 120
Aorta 10, 28, 31, 32, 59, 60, 64, 65
Apnea del sueño 49, 50
Arterias 11, 12, 26, 31, 32, 33, 34, 61, 64, 65, 111, 117
Arterioesclerosis 14, 42, 49, 97, 120
Arteriotomía 63, 140
Asesoramiento dietético 41, 96
Asistente social 71, 72, 74
Asistente dietético 74
Aspirina (AAS) 51, 115, 117
Ataque de apoplejía 37
Atrofia muscular 98
Aurículas 27, 28, 29
Autodisciplina 72, 74

Autodonación de sangre 64
Avisos de infarto 14

B

Balance de la vida 23
Balance personal 48, 127
Baños de sol 130, 131
Bebidas 92, 97
Bicicleta ergométrica 26, 100, 132
Bloqueadores beta 51, 107, 110, 112, 120, 125
Body Mass Index (BMI) 94
By-pass 14, 16, 26, 30, 33, 34, 59, 61, 64, 65, 66,68, 70, 73, 106, 108, 110, 116, 120, 129, 131, 132

C

Calidad de vida 66, 80, 83, 129, 133
Calor 111, 115, 130, 131, 133
Calorías 42, 94, 95, 97
Cámara gamma 30
Cambio de alimentación 86, 115

Cuerpo y salud

El infarto

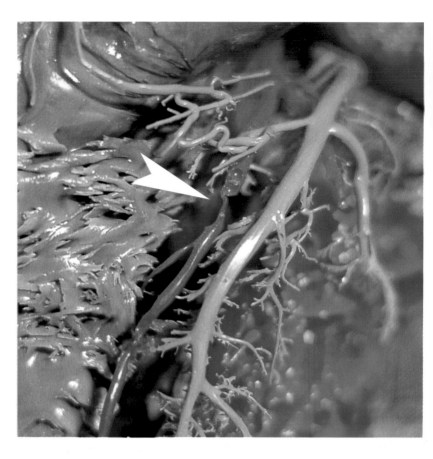

Corazón humano preparado con una sustancia opaca (contraste): se puede apreciar claramente (ver flecha) el estrechamiento de la arteria coronaria.

149

La telemetría permite hacer un electrocardiograma (ECG) mientras se nada, para detectar posibles trastornos del ritmo cardíaco mientras se realiza el ejercicio y poder así tratarlos a tiempo.

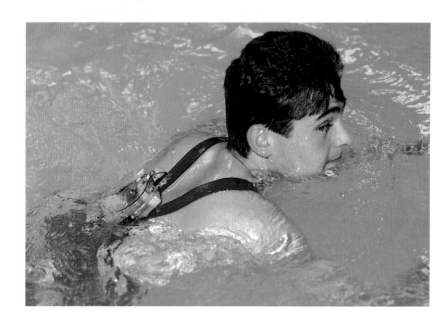

151

Cuerpo y salud

El infarto

153

Cuerpo y salud

El infarto

Primeros auxilios en caso de infarto

Señales de alarma

- Dolores fuertes y continuos en el tórax (detrás del esternón), que se reflejan en los brazos (casi siempre en el izquierdo) y suelen afectar también a los omóplatos, la nuca, el vientre o la mandíbula inferior.
- Fuerte sensación opresiva y constrictiva del pecho.
- Rostro sin color, palidez extrema.
- Sudor frío en la frente y en el labio superior.
- Náuseas repentinas con vómitos.
- Disnea, desasosiego y sensación de abatimiento.
- Colapso circulatorio repentino con pérdida del conocimiento.

Es de suma importancia que el paciente infartado reciba asistencia médica lo más urgentemente posible. Las probabilidades de salvación son más grandes cuanto más pronto se apliquen todos los medios técnicos disponibles en la unidad de cuidados intensivos (UCI) dc un hospital. Por eso, en cuanto exista la menor sospecha de infarto, el paciente y sus familiares no deben demorarse y llamar enseguida al servicio de urgencias.

Datos importantes para notificar al servicio de urgencias

- Datos del paciente y de la persona que llama.
- Qué ha sucedido.
- Dónde ha sucedido: barrio, calle, número de la casa, piso, número de teléfono.

¿Qué hay que hacer mientras llega el médico?

- Deje que el propio paciente decida si quiere estar sentado o acostado; procure que la habitación esté bien ventilada; ayúdele a desabrocharse la ropa que le esté muy ajustada.
- Tome el pulso al paciente de vez en cuando y anótelo. Es un dato muy importante para el médico.
- Su misión primordial para auxiliar al paciente consiste en permanecer a su lado, darle calor humano, procurar que se sienta atendido y comprendido. Tome su mano, tranquilícele, consuélele. Y dígase a sí mismo, una y otra vez, que debe conservar la calma a toda costa.
- Si tiene lugar un paro cardíaco, puede ser vital aplicar la respiración artificial y los masajes en el corazón hasta que el paciente reciba asistencia médica. Es recomendable asistir a un curso de primeros auxilios, para dominar las técnicas de reanimación, en caso de que algún miembro de la familia ya haya tenido un infarto alguna vez.

Importante

Actuar con rapidez en los casos de infarto puede salvar muchas vidas. Muchos infartos tienen consecuencias mortales porque los afectados han sido llevados al hospital demasiado tarde. ¡No pierda ni un sólo segundo de ese tiempo tan precioso!

Casi todos los infartos van precedidos de unos síntomas de angina de pecho o de cambios evidentes en el cuadro general de una angina de pecho ya conocida.

¡Toda angina de pecho que dure más de media hora es sospechosa de infarto!

INDICACIONES IMPORTANTES

Este manual está especialmente dirigido a los pacientes y sus familiares. En él se describen y explican las causas, los procesos y los tratamientos posibles del infarto y de otras enfermedades coronarias. Los autores han puesto el máximo cuidado en todos los asuntos relacionados con los procedimientos a emplear y las indicaciones acerca de las dosis utilizadas.

Las informaciones de este manual no pueden ser consideradas, en absoluto, como sustitutivo de un tratamiento médico.

¡Sólo el médico que atiende al enfermo puede decidir el plan terapéutico individual y recetar los medicamentos oportunos!

Los autores

Heinz Grombach, doctor en Psicología
Psicólogo diplomado. Director desde 1981 de la sección de psicología de la Clínica Cardiovascular de Bad Berleburg. Es supervisor clínico de psicología y psicoterapia.

Carola Halhuber, doctora en Medicina
Especializada en medicina interna y cardiología, desde 1981 es directora médica en la Clínica Cardiovascular de Bad Berleburg. Es coautora y autora de numerosos libros sobre prevención y tratamiento del infarto y enfermedades coronarias.

Max J. Halhuber, doctor y profesor de Medicina
Es catedrático de la Universidad de Innsbruck y de la Universidad Técnica de Múnich, ex-director médico de la Clínica Höhenried para enfermedades cardiovasculares (Alta Baviera), miembro honorario de la presidencia de la Fundación Cardiológica Alemana y autor de numerosos libros.

Michael Hamm, doctor y profesor de Trofología
Científico de la alimentación en la Escuela Técnica Superior de Hamburgo, en la rama de Nutrición y Economía Doméstica. Es autor de varios libros dedicados especialmente a asesorar sobre alimentación a deportistas y participantes en grupos de cardioterapia.

Frank Melz, doctor en Medicina
Médico especialista en medicina interna y cardiología. Desde 1994 es médico jefe de la Clínica Cardiovascular de Bad Berleburg, donde trabaja en el área de la Cirugía del corazón.

Reiner Moosdorf, profesor y doctor en Medicina
Realizó estudios de medicina humana y odontología en la universidad de Bonn. En 1994 ingresó como profesor de cardiocirugía en la Universidad Philipp de Marburgo, al tiempo que asumía la dirección de la clínica de cardiocirugía.

Cuerpo y salud

El infarto

Hans Ulrich Niederhauser, doctor en Medicina
Médico especialista en medicina interna. Desde 1978 es médico jefe de la Clínica Gais de rehabilitación médica (Suiza), en la que se tratan mayormente pacientes con exceso de peso que padecen enfermedades cardiovasculares orgánicas y funcionales. Un tema esencial en sus estudios es el infarto en la mujer.

Karin Siegrist, doctora en Filosofía
Socióloga, desde 1984 trabaja en la Clínica Cardiovascular de Bad Berleburg y dirige, junto con el profesor y doctor Johannes Siegrist, el Instituto Local para la Investiga- ción Clínica de la Rehabilitación. Desde 1993 trabaja como docente en la Universidad Heinrich-Heine de Düsseldorf.

Norbert Wrana
Pedagogo social, desde 1977 se ocupa del asesoramiento social en la Clínica Höhenried (Alta Baviera) para enfermedades cardiovasculares, que, junto al trabajo con grupos, constituye una actividad en la que es factor esencial el trato con los pacientes.

Dibujos y gráficos:
Martin Scharf

Fotografías:
Caja de previsión Witzgall: pág. 70
Agencia fotográfica Bavaria, Stock Imagery: págs. 82, 126
Boehringer Mannheim: pág. 45
Food Fotographie Eising: pág. 90
Stefan Gustavus: pág. 77
Clínica Cardiovascualr Bad Berleburg: págs. 35, 71, 73, 99
Dr. Lothar Reinbacher: págs. 25, 27, 146, 150
Rainer Schmitz: págs. 87, 88, 96
Christophe Schneider: pág. 103

Fotografía de la cubierta:
AGE Fotostock

159

Dirección editorial: Raquel López Varela
Coordinación editorial: Ángeles Llamazares Álvarez
Diseño de la colección: David de Ramón
Título original: *Sprechstunde Herzinfarkt*
Traducción: Fernando M. B. de Quirós
Revisión: Dr. Carlos Cebada Ramos

ISBN: 970-15-0813-0, Alfaomega Grupo Editor

© 2002, Gräfe und Unzer, München,
y EDITORIAL EVEREST, S. A.
Carretera León-La Coruña km 5 - LEÓN
Depósito Legal: LE: 636 - 2002
Printed in Spain - Impreso en España

EDITORIAL EVERGRÁFICAS, S. L.
Carretera León-La Coruña km 5
LEÓN (ESPAÑA)

Cuerpo y salud

El infarto